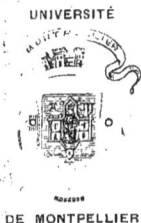
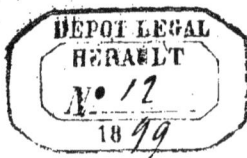
Dr Pierre CABROL

Du Prolapsus

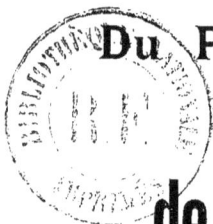

de la Muqueuse uréthrale

Chez la Femme

MONTPELLIER

MANUFACTURE DE LA CHARITÉ

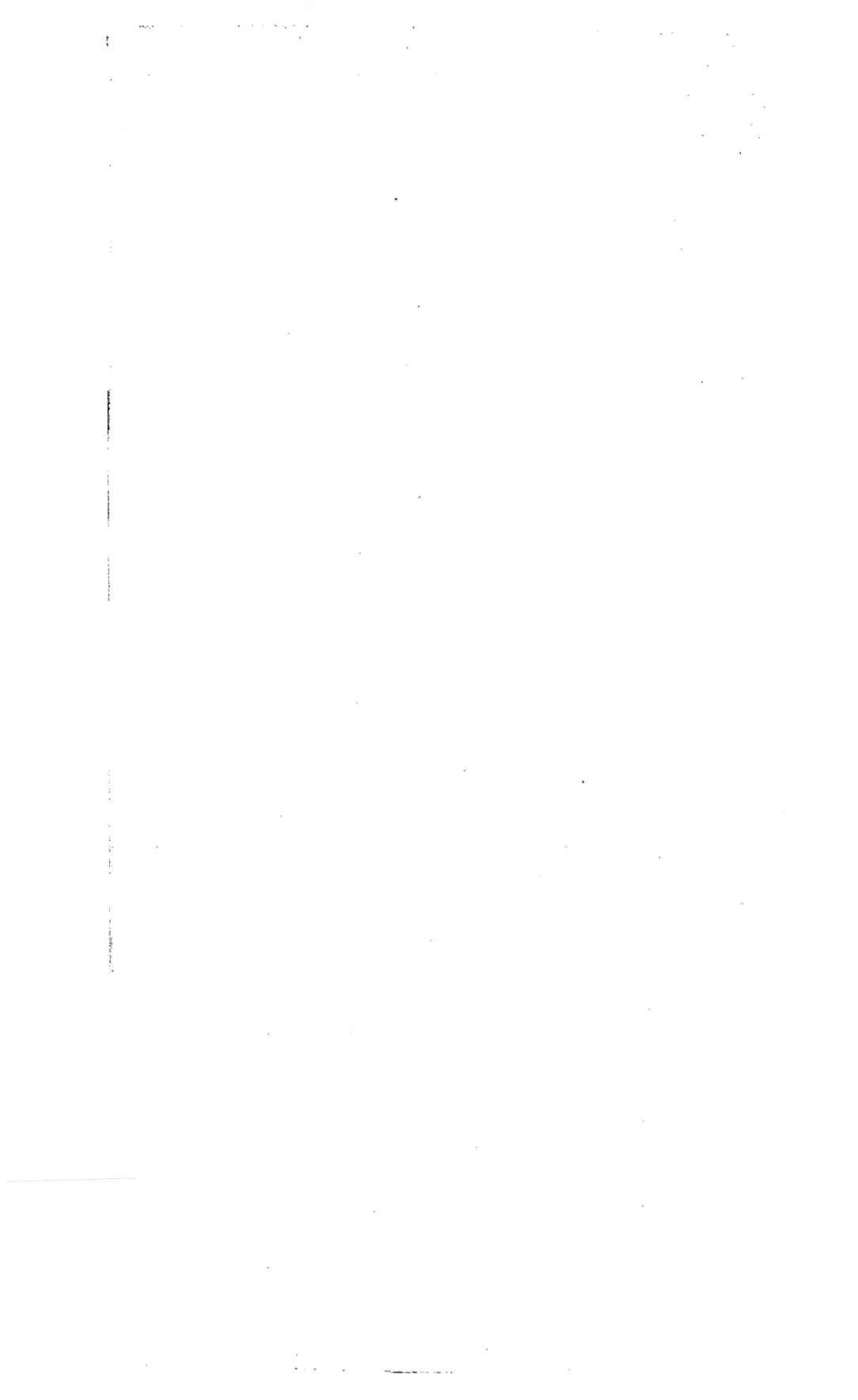

DU PROLAPSUS

DE LA

MUQUEUSE URÉTHRALE

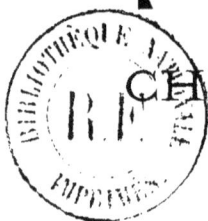

CHEZ LA FEMME

PAR LE

Docteur Pierre CABROL

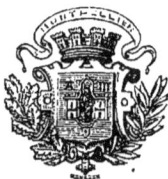

MONTPELLIER

IMPRIMERIE DE LA MANUFACTURE DE LA CHARITÉ

—

1899

INTRODUCTION

Nous avons choisi pour sujet de notre thèse inaugurale, la description d'une tumeur des voies urinaires de la femme assez peu connue encore à l'heure actuelle.

La question nous a paru présenter un double intérêt. D'abord au point de vue du traitement : un diagnostic exact est absolument nécessaire ici comme pour toute autre affection, pour instituer le traitement sur des bases rationnelles.

En second lieu, cette pseudo-tumeur présente un intérêt tout spécial au point de vue médico-légal. En effet, si dans le cas de Tavignot et le cas de Dorfmeister, le prolapsus de la muqueuse urèthrale reconnaissait réellement comme cause un viol, on peut, par malveillance ou ignorance, faire peser snr des personnes innocentes, des accusations redoutables.

L'observation I du mémoire de Blanc nous en rapporte un exemple typique : La mère, en faisant la toilette à l'enfant, fut étonnée de voir au niveau de la vulve une tumeur rouge sombre et saignante. Un pharmacien consulté déclara que l'enfant avait été violée. Le diagnostic de viol fut également porté par l'officier de santé appelé à se prononcer sur le cas. Le médecin, commis par le parquet, reconnut heureusement l'erreur.

Dans le cas de Yourassovsky, la mère de l'enfant, en constatant chez sa fille une forte hémorragie, conclut avec ses

voisines, qu'il y avait tentative de viol. Sur les questions pressantes de sa mère, la fillette donna quelques indications.
Les soupçons se portèrent sur un tailleur, âgé de 40 ans, qui
fut regardé comme coupable de cet attentat. Yourassovsky
ajoute : « Les questions pressantes, faites souvent sous forme
de suppositions, peuvent créer dans l'imagination de l'enfant
tout un tableau du crime qu'elle raconte volontiers même
aux étrangers.» On comprend très bien comment le soupçon
de viol peut, très facilement s'imposer à l'entourage de
l'enfant, surtout si celle-ci était auparavant bien portante et
si l'affection est accompagnée d'une hémorragie, mais il est
sans excuse qu'un homme de l'art, dit Broca, commette une
pareille erreur. Il suffit de regarder la région pour voir qu'il
n'y a pas trace de déchirure, que la vulve et l'hymen sont
absolument normaux et que par contre, à la région du
méat existe une tumeur sessile, présentant les caractères
que nous décrivons dans les pages suivantes.

Ces deux exemples montrent l'intérêt qu'ont les médecins
praticiens à connaître l'existence et savoir diagnostiquer
une tumeur, dont les cas ne sont pas aussi rares qu'on a
voulu le dire.

Qu'il nous soit permis en terminant cette courte introduction de remercier M. le professeur-agrégé Puech d'avoir
bien voulu mettre à notre disposition l'observation si complète et si instructive qui sert de base à ce travail.

Nous adressons également nos remerciements les plus
sincères à M. le professeur Estor qui a bien voulu nous faire
l'honneur d'accepter la présidence de notre thèse.

DU PROLAPSUS

DE LA

MUQUEUSE URÉTHRALE

CHEZ LA FEMME

Historique

Si les lésions inflammatoires des voies génito-urinaires de la femme, sont connues et étudiées par les auteurs, depuis un temps immémorial, il est, par contre, un chapitre de la pathologie féminine qui est resté, jusque dans la dernière moitié de ce siècle, dans la plus complète obscurité : je veux parler des tumeurs de l'Urèthre. Ce silence s'explique par la rareté relative de ces affections et surtout leur symptomato- logie peu bruyante dans beaucoup de cas, si on la compare avec celle des lésions inflammatoires. Il faut faire intervenir également le siège de la tumeur : les femmes ne se décidant qu'avec la plus grande difficulté, et quand elles y sont pour ainsi dire forcées, à un examen qui pourrait mettre sur la voie du diagnostic.

Ces tumeurs furent d'ailleurs signalées d'abord confusément et sans ordre, et ce n'est que dans ces dernières années, où l'on put, grâce aux travaux successifs, apporter quelque précision dans leur étude et fixer à chacune la place qui lui convient dans le cadre nosologique. Si la cystocèle, les polypes, l'uréthrocèle, etc., ont déjà leur place dans les livres classiques, il n'en est pas de même pour le prolapsus de la muqueuse uréthrale.

En effet, les ouvrages de Schrœder, Martin, Desnos, Guyon ne mentionnent même pas son existence. Le traité de chirurgie est également muet. Boyer, dans son traité des maladies chirurgicales (1) dit simplement :« la membrane interne de l'uréthre est susceptible de renversement, surtout lorsqu'un calcul a été pendant quelque temps, engagé dans ce canal. Colombat (de l'Isère) (2) que reproduira Courty (3) est un peu plus complet. Cette affection, dit-il, qui est due à un relâchement, à une boursouflure de la muqueuse uréthrale, se manifeste par une petite tumeur, qui fait une saillie plus ou moins considérable en dehors du méat urinaire et qui se distingue du fongus uréthral, par sa forme régulière, sa réductibilité et surtout par une ouverture centrale qu'on y remarque.

Après lui, Pozzi, Ricard et Bousquet, Duplay, dans leurs traités, lui consacrent à peine quelques lignes pour admettre ou rejeter son existence. Il faut arriver au traité de Gynécologie de Labadie-Lagrave et Legueu pour trouver une étude substantielle, relatant brièvement les travaux antérieurs.

(1) *Traité des maladies chirurgicales*, T. IX. p. 83.
(2) Colombat. *Traité des maladies des femmes*, 1838, T. Iᵉʳ, p. 372.
(3) Courty. *Traité des maladies de l'utérus*, 2ᵉ édition, p. 1194.

Car, malgré le silence presque absolu des classiques, le prolapsus a été observé depuis de longues années. Morgagni en effet, en 1751, est le premier à signaler trois cas de prolapsus de la muqueuse uréthrale chez la femme.

Seguin en 1820, publie une observation de prolapsus qu'il traita par la ligature sur une sonde. Le succès fut complet au bout de 8 jours. La tumeur opérée avait environ le volume d'une noisette.

En 1841 Guersaut publie également un cas personnel dans la *Gazette des Hôpitaux*. Sa malade, une fillette de 8 ans, ayant été emportée peu de jours après l'opération, par la tuberculose pulmonaire, cet auteur put en faire l'autopsie et vérifier son diagnostic. En 1866, le même auteur, dans le *Bulletin de thérapeutique*, fait paraître le premier travail d'ensemble sur cette affection. Il en exposait la symptomatologie, la pathogénie et le traitement en se basant sur une série de douze cas observés chez des enfants.

En 1888, Max Münzer donne un tableau d'ensemble très soigné des cas publiés jusqu'alors, à propos d'un cas de prolapsus de la muqueuse uréthrale opéré par M. le professeur Frommel, à Erlangen, chez une petite fille de 6 ans qui avait eu la coqueluche. Son mémoire réunit 21 cas, dont 10 tout à fait intéressants et concernant des petites filles de 6 à 15 ans.

En 1891 Kleinwachter reprend la question et analyse les observations de 100 cas, cherche à en élucider l'étiologie et le traitement : son mémoire est le plus documenté qui ait paru sur la question.

Sur l'instigation de M. Broca, M. Blanc, interne, fait paraître en 1896 un excellent mémoire basé sur deux observations nouvelles. Ce mémoire est le point de départ de la thèse de Pourtier, présentée à la Faculté de Paris la même année et qui nous a été d'un grand secours au cours de ce travail,

Entre temps et depuis lors, de nouvelles observations ont été publiées et nous ne pouvons que citer les noms de Frank, Sodermark, Van Hess, Bagot, Simpson, Hermann, Hollander, Küsheff, Savanewski, Scholtz, Wohlgemuth, Bernicke.

Mentionnons simplement, pour le moment, l'observation si instructive de M. le professeur agrégé Puech, qui sert de base à ce travail (1) et que nous reproduirons en entier.

(1) Montpellier Médical 1898, n° 48, p. 1229

Notions Anatomiques

Avant d'aborder l'étude du prolapsus de la muqueuse uréthrale chez la femme, nous croyons utile de rappeler les
principales notions anatomiques de la région. Nous avons
laissé de côté, de propos délibéré, tout ce qui est anatomie
pure et avons simplement retenu les notions utiles au point de
vue de la pathogénie et du diagnostic de l'affection dont nous
nous occupons.

Au point de vue fonctionnel, l'urèthre de la femme se distingue de celui de l'homme en ce qu'il est exclusivement
urinaire, au lieu d'être uro-génital.

Embryologiquement il représente seulement les portions
prostatique et membraneuse de ce dernier.

Les mensurations de l'urèthre sont nombreuses et les chiffres
donnés par les divers anatomistes démontrent que les dimen-
sions de ce canal varient non-seulement avec l'âge, mais avec
chaque individu. On peut cependant considérer comme suffisamment exacte la moyenne de 35^{mm} donnée par Testut.

Sa direction, dans la station droite, est presque verticale
avec une légère obliquité en bas et en avant, variable d'ailleurs
suivant chaque individu. Remarquons que cette direction verticale est éminement propre à assurer le maximum d'effet à

toute pression s'exerçant de haut en bas, comme dans la toux, par exemple.

L'urèthre féminin n'est complètement isolé que dans son quart supérieur ; dans le reste de son étendue, il est soudé à la paroi antérieure du vagin, et il en résulte une cloison, cloison uréthro-vaginale, très résistante, dont l'épaisseur atteint 0^m012 dans la partie moyenne.

Accolées l'une à l'autre, les parois se dilatent par le passage de l'urine et le calibre de l'urèthre mesure alors 0^m006 à 0^m008. Une des caractéristiques de l'urèthre de la femme est son extrême dilatabilité. Reliquet, chez la femme adulte, arrivait à passer des sondes de 30 millimètres. Notons en passant que de tout le canal, c'est le méat, qui est la partie la moins dilatable. Lorsque le prolapsus est formé, ses bords forment sangle autour de la muqueuse prolabée, entravent la circulation de retour, favorisent les exsudats et apportent obstacle à la réduction.

L'orifice extérieur de l'urèthre représente une fente verticale de 0^m005 de long, entourée d'une saillie plus ou moins prononcée de la muqueuse, saillie verticale au-dessus de l'orifice, transversale au-dessous ; ses bords sont souvent frangés. Il s'ouvre à la partie postérieure du vestibule, à deux centimètres en arrière du clitoris et immédiatement en avant du tubercule vaginal.

Certains auteurs ne se sont pas contentés d'émettre des doutes sur l'existence clinique du prolapsus de la muqueuse uréthrale chez la femme, ils l'ont déclaré anatomiquement impossible. « Si, disent-ils, nous restons sur le terrain anatomique, nous trouvons une objection toute puissante. On a comparé, bien à tort, le prolapsus de la muqueuse rectale avec celui de la muqneuse uréthrale. En effet, dans le rectum, la tunique muqueuse est unie par un tissu cellulaire lâche à la couche musculeuse sur laquelle, même à l'état sain, elle peut s'invaginer. Nous trouvons un curieux exemple de ce prolapsus physiologique chez le cheval dont la muqueuse rectale, chassée par les efforts de la défécation, rentre après l'acte. Ce phénomène se produit en petit chez l'enfant. Il n'en est plus de même pour l'urèthre féminin dont la muqueuse fait corps avec la couche musculeuse à laquelle elle adhère intimement. Ici le glissement réciproque des deux membranes l'une sur l'autre, n'est pas admissible. Bien plus, leur décollement, leur isolement est à peu près impossible, car elles sont comme soudées l'une à l'autre.»

De là à conclure que les soi-disant prolapsus n'étaient que de l'hypertrophie de la muqueuse du méat, il n'y avait qu'un pas. Il fut aisément franchi. Malheureusement pour la théorie, la clinique lui donna de formels démentis. D'autre part, le fait anatomique sur lequel elle se basait est erroné. En effet, si Cruveilhier croyait que muqueuse et musculeuse ne faisaient qu'un, si Gegenbauer dans son traité d'anatomie dit que ces deux tuniques sont peu distinctes, la grande majorité des anatomistes est d'une opinion diamétralement opposée.

Ainsi nous lisons dans le traité d'Anatomie de Testut, cette phrase on ne peut plus explicite : « La muqueuse uréthrale chez la femme est doublée sur sa face profonde d'un tissu conjonctif lâche, qui l'unit faiblement à la tunique musculeuse. C'est grâce à ce tissu conjonctif sous-muqueux, qu'elle se plisse et se déplisse avec tant de facilité.»

Tillaux écrit dans son Anatomie Topographique : « Les deux tuniques de l'urèthre sont séparées l'une de l'autre par une couche assez lâche de tissu conjonctif, de telle sorte que la muqueuse glisse facilement sur la musculeuse. »

L'opinion de Sappey, Debierre, Paulet, est identique à celle des précédents auteurs et doit être considérée comme l'expression de la réalité des faits.

En terminant, signalons l'existence au-dessous de la muqueuse d'un très important réseau veineux, qui traverse également la couche longitudinale des fibres musculaires lisses. La présence de ce réseau veineux a servi de base à la théorie des tumeurs hémorrhoïdales de l'urèthre et nous explique les hémorrhagies abondantes qu'on observe pendant l'acte opératoire.

Dans le cas de Forget (1) l'hémorrhagie fut interne et le sang refflua vers la vessie qu'il distendit. La perte sanguine fut assez abondante pour amener une syncope. Il faut en pareil cas comprimer l'urèthre contre la symphyse, soit avec le doigt, soit avec un tampon mis dans la partie antérieure du vagin.

(1) Bulletin Thérapeutique 1843.

Etiologie — Pathogénie

Quels sont les facteurs étiologiques que l'on retrouve à l'origine du prolapsus de la muqueuse urèthrale chez la femme? Il n'est guère possible de répondre avec certitude et netteté à pareille question. Le chapitre de l'étiologie est en effet des plus obscurs. Chaque auteur a noté soigneusement les antécédents de ses malades, mais l'interrogatoire ne décèle souvent que des causes banales, se rencontrant dans l'existence de tout individu et il n'a pas été le plus souvent possible d'établir entre les deux faits la relation de cause à effet.

Dans d'autres cas, les facteurs capables de déterminer la lésion semblent s'accumuler à plaisir pour compliquer le problème étiologique et empêcher de se rendre compte du rôle exact de chacun des éléments, dans la formation du prolapsus.

Les causes incriminées peuvent se ranger en deux groupes d'importance inégale :

1° Causes générales.
2° Causes locales.

Causes générales. — Parmi les causes générales, l'âge est, de l'avis des auteurs, celle dont l'influence est la plus manifeste.

Elle ressort de la statistique publiée par Kleinvachter dans son mémoire de 1891. Cet auteur a dépouillé les observations d'une centaine de cas publiés : 59 observations donnaient l'âge des malades et se rapportaient :

> 33 à des enfants de 2 à 15 ans.
> 7 à des femmes de 22 à 37 —
> 13 — 47 à 75 —

donnant comme pourcentage les proportions suivantes :

> Enfants. . . . . . 66 p. %
> Adultes . . . . . . 11 p. %
> Femmes âgées . . , . 22 p. %

Les observations publiées depuis cette époque ont maintenu ces proportions à peu de choses près. En effet si nous relevons l'âge dans les cas récents de Simpson, Blanc, Broca, et des observations publiées à la fin de ce travail nous trouvons : 13 cas pour les enfants ; 6 chez des femmes adultes ; 5 après 45 ans. Donc sur 77 cas nous avons :

> Enfants de 1 à 15 ans. . . 46 . . . 59 p. %
> Adultes de 15 à 40 ans. . . 13 . . . 16 p. %
> Femmes de plus de 45 ans. . 18 . . . 24 p. %

D'où vient cette différence ? Nous en sommes réduits à des hypothèses. On peut cependant admettre que dans l'enfance et dans la vieillesse les causes générales trouvent un terrain plus favorable à la production de leurs effets, grâce à la faiblesse, à la laxité des tissus communes à ces deux époques de la vie. Dans le jeune âge et après la ménopause, l'organisme féminin est dans un état d'équilibre instable par suite des changements rapides qui s'opèrent dans la région génitale sous l'influence de la puberté ou de l'arrêt des fonctions génitales.

Le lymphatisme, la scrofule, la faiblesse générale ont été souvent mis en cause par les observateurs, surtout chez les enfants. Leur action prédisposante est indéniable et peut-être faut-il attribuer en grande partie à leur fréquence dans le jeune âge, le pourcentage élevé des prolapsus à cette période de la vie. Cependant il ne faudrait pas exagérer l'importance de ces facteurs étiologiques. Ils ne font que préparer le terrain aux causes locales, surtout aux inflammations urèthrales dont l'action est autrement prépondérante.

L'effort dans ses diverses modalités est parmi les causes générales le grand facteur déterminant. Trélat a insisté avec raison dans ses cliniques, sur l'importance de son rôle dans l'étiologie des prolapsus. Dans la procidence de la muqueuse urèthrale son action n'est pas moins évidente que dans les prolapsus des autres parties des organes génito-urinaires, et cet élément étiologique est celui qui est le plus fréquemment mentionné par les auteurs. S'il passe parfois inaperçu, c'est que le prolapsus, à sa période de début, est sans symptomatologie bien accusée et ne révèle sa présence qu'à l'heure où surgissent les complications habituelles. La malade ne songe pas à rappeler la chute, l'affection respiratoire dont elle n'a pu saisir la relation de cause à effet avec l'affection qu'elle présente.

La toux est le mode habituel de l'effort. La retrouver dans les commémoratifs de nombre de cas, n'est pas pour nous étonner. On sait combien la tuberculose pulmonaire, la coqueluche, la bronchite aiguë sont fréquentes dans l'enfance; la bronchite chronique et en général toutes les affections respiratoires dans la vieillesse. La direction presque verticale de l'urèthre de la femme est d'ailleurs une disposition anatomique qui facilite singulièrement l'action de la toux. Dans celle-ci, il faut tenir compte non seulement de la force de la pression transmise au périnée, mais encore de la brusquerie de la secousse et surtout de sa répétition.

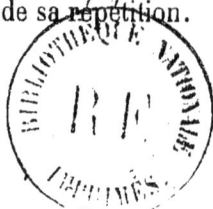

La constipation, qui est très fréquente pendant l'enfance, agit probablement par les efforts qu'elle provoque. Son rôle est bien moindre que dans le prolapsus de la muqueuse rectale où, à l'acte de l'effort, se joint la pression du bol fœcal durci. Mais, quoique s'exerçant à distance, son action ne doit pas être niée et il faut en tenir compte parfois, dans l'étiologie du prolapsus chez les petites filles.

Causes locales. — Comparé à celui des causes générales, le rôle des causes locales est beaucoup plus net. C'est elles qui vraiment déterminent le prolapsus sur un terrain parfois plus ou moins préparé par le lymphatisme, la scrofule, la faiblesse générale. Parmi les causes incriminées, toutes n'ont pas la même valeur : quelques-unes sont exceptionnelles, tandis que d'autres, comme les inflammations, se retrouvent en tête du plus grand nombre d'observations.

La masturbation se retrouve à l'origine de quelques cas de prolapsus. La muqueuse uréthrale est si peu adhérente à la couche musculaire sous-jacente, qu'il est facile de s'expliquer que les minces travées conjonctives, reliant les deux parois se rompent sous l'influence des mouvements rythmiques et réitérés imprimés au corps solide, crayon, épingle à cheveu, aiguille à tricoter, introduit dans l'urèthre pour assouvir une passion honteuse. La muqueuse, libérée de ses attaches, est à la merci du moindre effort, de la moindre chute, de la plus légère toux. D'ailleurs, ces frottements répétés ne sont pas sans érailler la muqueuse elle-même et l'inflammation va ajouter ses effets à l'effet mécanique de la masturbation. Il est vrai d'ajouter, qu'un tel facteur étiologique est rarement avoué et ne peut qu'être soupçonné dans le plus grand nombre de cas.

Parmi les causes d'ordre exceptionnel, on trouve le coït anormal dans le canal de l'urèthre cité dans un seul cas; le viol, incriminé par Tavignot dans un cas où une petite fille fut souillée par un homme de 30 ans.

Les calculs de l'urèthre ont pu donner lieu à un prolapsus, mais ils sont si rares chez la femme, en raison de la brièveté et de la dilatabilité de l'urèthre, qu'ils ne sauraient se retrouver dans l'étiologie d'une affection, rare elle-même, qu'à titre tout à fait exceptionnel. Ils peuvent agir mécaniquement par leur volume, en même temps que par les inflammations dont ils sont le point de départ.

La forme de la vessie, la direction anormale de l'urèthre, auxquelles Kleinvachter attachait une grande importance, les abcès, les tumeurs du canal mis en cause par d'autres auteurs, ne sauraient s'appliquer qu'à des cas isolés.

Le plus grand nombre de cas, en effet, est consécutif à une inflammation du canal. On sait aujourd'hui, combien ces affections inflammatoires sont fréquentes dans le jeune âge. Elles peuvent survenir après une atteinte d'une maladie infectieuse: la rougeole, la scarlatine, ou reconnaître comme agent le gono coque. La notion de l'existence de ce microbe, dans le pus des urétrites et vulvo-vaginites des petites filles, est d'acquisition récente et repose sur les observations de Neisser, Frankel, Widmarck, Dursch, Prochownich. Pour Marfan, la contagion peut être familiale, hospitalière, scolaire ou vénérienne; dans la famille elle s'effectue par les linges, les objets de toilette communs avec une mère, un frère, une sœur atteintes de blennorrhagie. A l'hôpital, on peut incriminer les éponges, les vases, les thermomètres. Dans les écoles, les épidémies viennent surtout d'une infection par les vases et les cabinets. Enfin vénérienne, la contagion résulte d'un attentat à la pudeur. Le mode d'action de ces microbes s'explique très bien par l'inflammation et la réaction vitale, dont sont le siège les tissus atteints. Les leucocytes sortent des vaisseaux, le plasma du sang transsude à travers la paroi et vient remplir le tissu conjonctif dont les

mailles cèdent, rendant à la muqueuse son indépendance. Le
moindre effort lui fera forcer le faible obstacle opposé par le
peu de dilatabilité du méat.

Les grossesses répétées, seraient avec l'involution sénile, la
grande cause des prolapsus chez la femme âgée, suivant certains auteurs. Pour ceux-ci, la tête du fœtus au cours de
l'expulsion, viendrait presser la paroi uréthrale contre la symphyse et pourrait, grâce au mouvement en avant dont elle est
animée, briser les attaches des deux couches muqueuse et musculaire et produire un prolapsus par le mécanisme habituel.
Cette opinion est discutée, car d'autres auteurs prétendent
qu'en aucun moment le canal de l'urèthre n'est saisi entre la
tête et la symphyse.

Signalons en terminant comme cause possible de prolapsus,
tous les traumatismes portant sur l'urèthre et l'introduction
d'objets solides qui peuvent en résulter comme échardes de
bois, paille de chaises, etc.

Nous devons également une mention spéciale au cas de
Sodermarck, dans lequel le rectum et l'utérus étaient prolabés
en même temps que l'urèthre. Rather de son côté observa un
prolapsus vaginal concomittant avec un prolapsus uréthral.
Ces observations prouvent la généralisation, souvent constatée,
à plusieurs parties de l'appareil génito-urinaire, des causes
pathologiques altérant la statistique de ces organes.

Symptomatologie

La plupart des affections des voies génito-urinaires de la femme ont une symptomatologie si peu caractéristique, que les commémoratifs ont une place tout-à-fait secondaire au point de vue du diagnostic. Celui-ci est ordinairement basé presque exclusivement sur l'examen physique. Le prolapsus de la muqueuse uréthrale ne fait pas exception : les symptômes par lesquels il se manifeste, ne sont pas son apanage exclusif et pourraient amener à penser à bien d'autres affections. Bien plus, ces symptômes si peu caractéristiques, sont loin d'être constants, et leur intensité est variable.

Cependant en se basant sur la généralité des cas, il est possible de décrire avec assez de précision, la marche et les complications habituelles de l'affection.

On peut distinguer deux périodes : 1° Période de début ou de formation ; 2° période d'état.

1° *Période de début.* — Pour le prolapsus de la muqueuse de l'urèthre, comme pour les autres, on a distingué les prolapsus de force et les prolapsus de faiblesse. Cette distinction est en réalité purement théorique. Tous les prolapsus sont à vrai dire, des prolapsus de faiblesse, aidés, hâtés, déterminés par un effort brusque, ou des efforts répétés. Cette dénomination, qui consacre une erreur, a cependant pour avantage de rendre compte de l'apparence des faits. Pour les auteurs, qui avaient adopté cette distinction pour les prolapsus de la muqueuse uréthrale, les prolapsus de force étaient l'apanage du jeune âge et les prolapsus de faiblesse, celui de la vieillesse. En effet, dans la majorité des cas, la formation du prolapsus diffère suivant l'âge.

Chez l'enfant on a le prolapsus à début brusque : il survient après un jeu violent, après une chute.

Chez la femme d'un certain âge, au contraire, le début du prolapsus survient d'une façon insidieuse, il est lent et progressif. Dans ce second cas on peut assister à la formation de la tumeur.

« On voit le plus souvent, dit Kleinwachter, de petits allongements muqueux latéraux à l'embouchure de l'urèthre, ayant la forme de petites lèvres, reliés en arrière, par une commissure prolabée plus ou moins, avec la fente uréthrale médiane ou déjetée sur le côté. »

Jusqu'ici le prolapsus est partiel et occupe soit un côté, soit la face inférieure ; mais sous l'influence des efforts répétés, de la toux, grâce à l'involution sénile et aux autres facteurs étiologiques, le décollement de la muqueuse se poursuit de proche en proche et elle vient bientôt faire hernie complète à l'orifice de l'urèthre : la tumeur est constituée.

Quels sont les symptômes qui trahissent la lésion à cette période?

Chez l'enfant, le plus souvent rien ne vient faire préjuger la constitution du prolapsus. En effet, nous lisons dans la plupart des observations que la présence de la tumeur n'a été révélée que par les hémorragies et souvent même la découverte est le fait d'un pur hasard.

Cependant, le prolapsus brusque et total d'emblée de l'enfant est accompagné parfois de douleurs vives et continues ; l'enfant joue, il fait une chute, quelques instants après il rentre, pleurant et appuyant les deux mains sur le bas-ventre, et l'examen médical décèle la présence d'un prolapsus.

Chez la femme âgée le prolapsus passe souvent inaperçu, soit que sa formation progressive amène peu de douleurs, soit que les femmes à cette période de la vie tiennent moins compte d'une petite incommodité. Les observations sont rares où les troubles urinaires aient été assez accentués pour amener à cette période un examen médical.

2° *Période d'état*. — C'est la période où le chirurgien est ordinairement appelé à donner ses soins à la malade. Souvent celle-ci met sur la voie du diagnostic en signalant la présence d'une tumeur dans le vestibule du vagin. Parfois c'est simplement l'intensité des troubles fonctionnels qui effrayent la malade ou son entourage.

Voyons quels sont les symptômes les plus constants de l'affection à cette période.

La douleur fait souvent défaut, surtout chez les femmes âgées, peut-être est-ce à cette circonstance que bien des prolapsus échappent à l'observation. Lorsque la douleur existe, elle peut présenter tous les degrés, depuis la simple démangeaison jusqu'à la sensation de cuisson la plus intense, elle peut aller jusqu'à mettre obstacle à la marche, comme l'observa Patron. Elle semble le fait des complications, plutôt que du prolapsus lui-même. En effet, losque la muqueuse uréthrale prolabée ne présente ni ulcérations, ni plaques de gangrène, ni érosions occasionnées par les frottements des parois ou des vêtements, la tumeur est indolente.

Un signe plus important et que l'on retrouve dans presque toutes les observations, ce sont les hémorrhagies. Ici également on trouve la plus grande variété dans l'intensité du symptôme. L'hémorrhagie peut n'être qu'un léger suintement de sang qui vient faire issue à la vulve. Dans d'autres cas, la perte sanguine a pu simuler des règles précoces. Parfois même surtout chez les enfants, ces pertes sanguines abondantes et souvent répétées, vont jusqu'à compromettre la vie de l'enfant.

La dysurie n'est pas rare. Elle est signalée dans bon nombre d'observations, mais il semble que dans le plus grand nombre de cas, la miction est normale et tout-à-fait indolore en dehors des complications.

Les vomissements et les divers symptômes qui, dans un cas, purent faire porter le diagnostic de hernie étranglée, n'ont pas été à nouveau signalés par les observateurs. C'était un fait exceptionnel.

Tels sont rapidement exposés, les principaux symptômes du prolapsus de la muqueuse chez la femme. Ils sont trop variables et trop peu caractéristiques pour assurer le diagnostic. Celui ci doit surtout être le résultat de l'examen physique.

Signes physiques. — La muqueuse prolabée se présente au chirurgien sous forme d'une tumeur variable quant à son volume; certains observateurs en ont décrites de la grosseur d'un grain de chenevis, d'autres d'un œuf de pigeon et même d'un œuf de poule. La majorité des cas observés, donne comme volume celui d'une cerise. Suivant son volume, la tumeur est apparente ou cachée en dessous des grandes lèvres et elle descend plus ou moins bas, en avant de l'orifice antérieur du vagin.

Elle a une coloration rouge, parfois bleuâtre, une consistance charnue, une forme allongée, cylindrique, souvent plus volumineuse à son extrémité qu'à son point d'attache. Autour de celui-ci règne quelquefois un sillon, mais un stylet introduit dans cette rainure ne dépasse pas un centimètre.

La tumeur est nettement située à l'extrémité du canal de l'urèthre, au-dessous du clitoris. Le prolapsus est total dans les deux tiers des cas. En effet, sur les 34 cas où cela est noté, 24 sont des prolapsus totaux et 10 seulement sont partiels.

Tel est au début l'aspect de la muqueuse prolabée. Son aspect lisse et uni ne diffère en rien de la muqueuse normale, mais les complications ne vont pas tarder à survenir et amener avec elles les hémorragies, les douleurs, la dysurie et les autres symptômes que nous avons signalés plus haut. En effet, la muqueuse prolabée ne tarde pas, sous l'influence des frottements, à s'enflammer, elle se vascularise, elle prend des tons noirâtres et il se forme à sa surface des érosions, des ulcérations superficielles qui sont le point de départ des douleurs. Au-dessous d'elle les vaisseaux dilatés laissent transsuder le plasma du sang qui vient distendre la tumeur et lui donner une consistance dure. La circulation de retour est entravée par par l'anneau formé par l'orifice externe de l'urèthre qui, nous l'avons signalé, est la partie la moins dilatable du canal. La nutrition de la paroi est alors fortement compromise et les points de sphacèle que l'on voit, de çi de là, sur la tumeur, en sont la conséquence.

Si, à cette période, on tente la réduction, celle-ci n'est possible que bien rarement. D'ailleurs, même dans ces cas heureux, le prolapsus ne tarde pas à se reproduire.

Le point capital de l'examen est la recherche de l'orifice de l'urèthre. Quelquefois celui-ci est sous les yeux de l'observateur et l'introduction d'une sonde, que l'on pousse jusque dans la vessie est très facile. Dans d'autres cas cette recherche est plus délicate et même parfois impossible à cause de la douleur occasionnée par l'examen, surtout chez les enfants.

Dans ces cas, il suffit de faire uriner la malade pour voir sourdre l'urine et constater avec certitude la situation de l'orifice externe de l'urèthre. Celui-ci dans les cas de prolapsus n'est pas situé à la périphérie, mais bien au centre de la tumeur. Cette situation est pathognomonique, elle ne se retrouve en aucune autre tumeur de l'urèthre.

Formation du prolapsus avec ou sans douleurs suivant l'âge et la prédisposition individuelle, inflammation de la tumeur sous l'influence des frottements, de la malpropreté et comme corollaire, apparition des hémorrhagies, de la douleur, de la dysurie, telle est la marche habituelle de l'affection. Les phénomènes peuvent s'aggraver et aller jusqu'au sphacèle de la tumeur avec toutes ses conséquences. Des complications peuvent surgir; la plus fréquente est la cystite avec tout son cortège de symptômes. Les agents de l'infection trouvent dans la région les meilleures conditions pour y pulluler: chaleur, humidité et souvent malpropreté.

D'autres fois cependant l'affection n'a pas cette marche aigüe et les symptômes que nous avons décrits ne se montrent pas. En effet, on a vu la muqueuse prolabée, ne pas s'enflammer à la suite des frottements répétés, mais prendre tous les caractères de la peau. La tumeur alors n'est plus ni saignante, ni douloureuse, tout au plus peut-elle gêner, en quelques cas, par son volume.

Diagnostic

Malgré une symptomatologie relativement variable suivant les individus, les caractères physiques du prolapsus sont suffisamment nets et caractéristiques pour différencier cette affection de toutes celles qui ont l'urèthre pour siège anatomique.

Le diagnostic différentiel doit être fait avec toutes les tumeurs siègeant à l'orifice ou près de l'orifice externe de l'urèthre, c'est-à-dire avec les fibromes, les papillomes, les caruncules, les polypes, les tumeurs hémorroïdales, les kystes, les néoplasmes, l'hypertrophie de la muqueuse, la hernie de la vessie à travers le méat, l'uréthrocèle, la cystocèle.

Éliminons tout d'abord les hernies de la vessie et le prolapsus de la muqueuse vésicale, soit du col, soit du corps à travers le méat. Il en existe, dans la science des observations incontestables avec autopsie à l'appui. Mais ce sont là des cas exceptionnels qui se présentent rarement à l'observation. D'ailleurs, si dans ce cas, comme dans bien d'autres, le simple aspect de la tumeur, peut induire en erreur, il suffira de faire pénétrer une sonde dans le sillon circulaire, qui entoure la base de la tumeur, pour qu'elle pénètre dans la vessie et laisse échapper l'urine. Or, nous l'avons dit, et nous ne saurions trop y insister, le signe pathognomonique du prolapsus est de présenter le méat au centre de la tumeur.

Les kystes de l'urèthre et le cancer ont pu induire en erreur des observateurs comme Reichelt et Benicke. Une observation plus attentive fera éviter ces erreurs. En effet, le cancer uréthral présente ici le même ensemble symptomatique que dans les autres régions. Ses débuts sont toujours insidieux, sa marche progressive. Il envahit les tissus de proche en proche. Au toucher on trouve une tumeur dure, ligneuse, diffuse, reposant sur une base indurée. Il s'accompagne toujours d'adénopathie, et les urines sont souvent teintées de sang ; leur émission est très douloureuse.

Le diagnostic avec les végétations de la vulve et de l'urèthre est ordinairement d'une facilité extrème. L'aspect des végétations varie à l'infini, elles affectent toutes les formes. Habituellement elles sont parcourues de sillons qui les divisent en segments irréguliers. Tantôt leur surface est framboisée, tantôt elles partent d'un pédicule qui se ramifie en branches nombreuses, comme un chou-fleur, ou bien elles sont inégales, découpées en franges, festonnées comme des crêtes de coq. En général elles sont multiples ; elles ne siègent au pourtour du méat que par exception. Elles sont rarement limités en un point et sont dissiminées tant sur les grandes lèvres que du côté de la fourchette.

L'évolution des polypes dans le canal n'est au début annoncée par aucun phénomène. Ce n'est que lorsqu'ils ont acquis un certain volume, qu'une légère douleur en urinant, quelques picotements, peuvent fixer l'attention de la femme qui est atteinte et mettre sur la voie de la maladie. Il arrive même qu'ils peuvent rester indolents pendant des années, n'apportant d'autre inconvénient que de gêner un peu la miction. Puis survient un prurit incommode et des cuissons souvent très vives. Le jet de l'urine est moins volumineux. Il se fait un écoulement de sang pendant la miction et surtout à la fin. Il y a de fréquentes envies d'uriner ; les malades éprouvent en même temps la sensation d'un corps étranger à laquelle vient se joindre celle d'un poids, une sorte de pesanteur, qui s'irradiant dans tout 'e bassin et les lombes, peut simuler une maladie de l'utérus.

Quand les tumeurs sont multiples et présentent leur aspect habituel, on ne peut guère hésiter sur le diagnostic. Mais celui-ci devient moins aisé lorsqu'on se trouve en présence d'un polype unique volumineux, faisant hernie au méat et ayant perdu du fait de l'inflammation quelques-uns de ses caractères. Il se présente alors sous la forme d'une tumeur d'un rouge vif, quelquefois grisâtre, très vasculaire, saignant facilement, sans ligne de démarcation avec la membrane muqueuse de l'urèthre.

L'évolution clinique et l'aspect de la tumeur peuvent donc induire en ce cas le chirurgien a porter un faux diagnostic. L'erreur ne sera pas commise si on a soin de cathétériser la malade : cette exploration fera connaître où est le méat urinaire. S'il est central : il s'agit d'un prolapsus. S'il faut contourner la tumeur : on est probablement en présence d'un polype et souvent la sonde ne pourra entrer dans la vessie, le polype s'y opposant par sa masse. D'ailleurs la malade accusera dans beaucoup de cas, avoir eu de la rétention d'urine. Dans le prolapsus on n'a signalé que de la dysurie. La rétention d'urine facile a expliquer avec une tumeur pédiculée du canal, ne saurait se comprendre avec la pathogénie du prolapsus. Pour compléter le diagnostic, on délimitera la base de la tumeur avec un fin stylet et on aura la certitude que sa base d'implantation n'occupe qu'une partie de la paroi. Il existe des cas complexes, et il faut être bien prévenu qu'il n'est pas rare de rencontrer en même temps qu'un polype une procidence de la muqueuse sur laquelle il s'insère.

Certaines tumeurs faisant hernie au méat ont été décrites sous le nom de tumeurs hémorroïdales de l'urèthre. Cette dénomination fait connaître quelle anatomie pathologique, on leur assigne. Elles coïncident souvent avec des hémorroïdes du rectum. On pourrait les confondre avec la procidence de la muqueuse uréthrale, cependant leur aspect en diffère notablement. Elles affectent, d'après les auteurs qui les ont décrites, l'aspect de franges ou de végétations irrégulières, aplaties, bosselées, et offrant l'aspect d'une mûre, tandis que le prolapsus est comparé par tous les auteurs, soit à une cerise, soit à un petit col utérin. D'ailleurs elles n'entourent ordinairement pas tout le pourtour de l'orifice externe de l'urèthre et restent plutôt cantonnées à la face inférieure. D'ailleurs leur traitement est le même que celui du prolapsus, et une erreur de diagnostic ne serait nullement préjudiciable pour la malade.

Il faut tenir compte également de la possibilité d'une affection décrite sous le nom d'hypertrophie de la muqueuse du méat, dont l'existence clinique est bien démontrée, avec examen histologique à l'appui, mais dont certains auteurs ont voulu exagérer la fréquence. Quelques-uns d'entre eux n'ont-ils pas avancé que les cas décrits comme étant des prolapsus, ne pouvaient être que des hypertrophies de la muqueuse. Sans nier que dans les prolapsus qui se forment progressivement, il n'y ait sous l'influence de l'afflux sanguin habituel à ces sortes de tumeurs, un certain degré d'hypertrophie des éléments de la paroi, on ne peut qu'y voir une lésion secondaire. Car cette hypertrophie ne se rencontre nullement dans les prolapsus à début brusque, qui forment la majorité des cas observés. D'ailleurs, il existe entre les deux affections, un certain nombre de caractères différentiels qui, dans la plupart des cas permettent de faire cliniquement le diagnostic. Dans l'hypertrophie de la muqueuse, la lésion porte sur toutes les couches, le méat est rejeté sur l'un des côtés. La tumeur est au niveau de la partie inférieure du raphé, au moins à son début, elle s'étend sans interruption avec le plan de la muqueuse et tend à envahir peu à peu la circonférence du méat d'avant en arrière, en lui don—

nant un aspect cordiforme tout spécial. D'autre part, sa surface par suite de l'hypertrophie des papilles présente un aspect grenu, tandis que dans le prolapsus, du moins avant les complications, la muqueuse est complètement lisse.

En 1880, Duplay, le premier, attira l'attention sur une affection intéressante qu'il dénomma uréthrocèle. Nous n'avons ici à l'envisager qu'au point de vue du diagnostic. Il est facile avec un peu de soin, de ne pas confondre l'uréthrocèle avec le prolapsus simple de la muqueuse. Nous donnons à la fin de ce travail, 2 observations prises dans la thèse de Brinon, et qui semblent se rapporter plutôt au prolapsus de la muqueuse uréthrale qu'à l'uréthrocèle.

L'uréthocèle est caractérisée par la présence à la vulve d'une tumeur de volume variable, située immédiatement au-dessous du canal de l'urèthre et semblant se continuer avec le méat. C'est une tumeur irrégulière, souvent plissée transversalement. Elle est constituée par une poche ou un diverticule de l'urèthre. La tumeur est irréductible, si l'uréthrocèle est très prononcée ; on peut en la comprimant faire soudre au méat quelques gouttes d'urine. Sa symptomatologie diffère bien en certains points de celle du prolapsus, mais ces différences ne sont pas assez caractéristiques. L'examen physique donne ici encore les meilleurs résultats. Le méat n'occupe pas le centre de la tumeur comme dans le prolapsus, et une sonde ou l'explorateur à boule introduit dans le canal finira par pénétrer dans l'orifice de la poche ou du divercule. C'est le signe pathognomonique de l'uréthrocèle.

En résumé, nous voyons que les symptômes subjectifs du prolapsus peuvent se retrouver en totalité ou en partie dans certaines affections de la même région anatomique, mais que la procidence de la muqueuse présente à l'examen physique des caractères bien nets, qui permettent d'éliminer rapidement les autres tumeurs de la région, ces caractères sont : le siège de la tumeur exactement au méat, son aspect rappelant une cerise ou un petit col utérin suivant les cas, sa surface lisse et régulière, enfin, caractère pathognomonique, la présence à son centre, dans les 3/4 des cas, du méat urinaire.

Traitement

Au début de ce chapitre, une question se présente à l'esprit : faut-il traiter le prolapsus de la muqueuse uréthrale chez la femme ? La réponse à cette question n'est pas douteuse, quand on se trouve en présence d'une tumeur volumineuse, irréductible, enflammée et amenant des troubles fonctionnels assez intenses. Les malades eux-mêmes, en ces cas, réclament l'intervention. Mais il est fréquent, avons-nous dit, surtout à une certaine période de la vie, de voir un prolapsus peu prononcé, passer inaperçu ou gêner peu les malades. Pour nous, même dans ces cas, il faut agir ; c'est d'ailleurs l'avis de presque tous les observateurs. Nous savons en effet que, si par exception, la tumeur reste indolente toute la vie, il est beaucoup plus habituel de voir, tôt ou tard, surgir des complications pouvant aller jusqu'à la gangrène. On a d'ailleurs appliqué à la cure de l'affection qui nous occupe, un assez grand nombre de moyens, pour que l'on puisse dans chaque cas particulier, proportionner la puissance de l'intervention à l'intensité des lésions.

Aussi est-il indispensable, à ce point de vue, de distinguer dans la procidence de la muqueuse, plusieurs cas cliniques, susceptibles d'être respectivement traités par des moyens, soit d'ordre médical, soit d'ordre chirurgical.

1er cas. — Le prolapsus, qui se présente à l'observation, est d'origine récente ; la muqueuse possède encore ses caractères normaux et la tumeur, formée par la hernie de la muqueuse, peut momentanément disparaître à la suite de manœuvres appropriées. On est en présence d'un prolapsus encore réductible et n'étant le siège d'aucune des complications décrites : les moyens d'ordre médical sont ici indiqués, si la tumeur n'est pas trop volumineuse, et, si la malade ne veut pas avoir recours aux moyens chirurgicaux.

2me cas. — Le prolapsus est constitué depuis longtemps, et, le praticien se trouve en présence d'une muqueuse ayant perdu droit de domicile, par suite d'adhérences. La muqueuse, d'ailleurs, présente tous les caractères de la congestion et de l'inflammation, elle saigne facilement, elle fait du pus, elle tend à la gangrène : dans tous ces cas, la chirurgie seule donne de bons résultats.

Voyons quels sont les moyens mis en œuvre dans ces deux ordres d'idées.

Il est bon et quelquefois indispensable, surtout lorsqu'on met en usage les moyens, tels que le repos et les lotions ou injections astringentes, de faire précéder le traitement curatif, d'un traitement s'adressant aux causes qui ont favorisé le prolapsus. Ainsi, une malade atteinte d'une maladie des voies respiratoires, doit d'abord être débarrassée de cette affection : la toux ne pouvant qu'annuler les effets du traitement. Si l'anémie, la scrofule, etc., se retrouvent dans l'étiologie, instituer un traitement approprié. A plus forte raison, devra-t-on

faire disparaître les calculs, les cystites, les catarrhes chroni-
ques, les uréthrites, les vulvo-vaginites, qui sont si souvent
incriminées.

Le traitement médical du prolapsus comprend un premier
temps, que l'on retrouve évidemment chez tous les auteurs : la
réduction du prolapsus. Cette réduction peut s'effectuer avec
facilité sous les doigts de l'opérateur. Mais ce n'est pas le cas
le plus fréquent : ordinairement, la réduction est plus facile
ou même n'est possible qu'à l'aide d'un cathéter de grosseur
appropriée. Une fois celle-ci obtenue, elle peut se maintenir, sans laisser le cathéter, si l'urèthre n'est pas
anormalement dilaté ou si une modalité quelconque de
l'effort : la toux, par exemple, ne reproduit le prolapsus.
Quelques auteurs se sont contentés pour amener la guérison,
d'obtenir de leurs malades un repos absolu de quelques jours.
Des succès ont été obtenus. Solingen ne s'est pas contenté
d'un simple repos au lit et a obtenu un succès durable en ap-
pliquant en même temps localement, un pansement compressif,
destiné à maintenir la réduction.

On ne saurait nier ces succès, mais il semble que ce traitement par le repos ou par le repos combiné avec la compression,
soit insuffisant dans la plupart des cas. Il n'a de chances de
succès, que lorsqu'on se trouve en présence d'un prolapsus
de force, d'origine tout-à-fait récente ou d'un prolapsus partiel,
et lorsque la muqueuse est vierge de toute infection. A côté de
ce peu d'efficacité, il est une autre raison pour faire du traitement médical, un traitement d'exception, c'est le temps nécessaire pour obtenir un résultat, en raison des insuccès
successifs.

Si le prolapsus est irréductible, il est évident que le traitement purement médical ne saurait être appliqué. Il faut avoir
recours aux moyens chirurgicaux. Ceux-ci peuvent se ranger

en deux groupes contenant, le premier : les moyens agissant par leur causticité ; le second : les moyens d'exérèse.

Parmi les moyens agissant par leur causticité, nous retrouvons tous les caustiques et les astringents d'usage courant en chirurgie, tels que le nitrate d'argent, qui est le plus communément employé, le nitrate acide de mercure, la teinture d'iode, l'acide chromique, l'acide pyrogallique, le perchlorure de fer. Ces agents ont des succès à leur actif, ainsi que le montrent de nombreuses observations. Mais trop souvent, le prolapsus se reproduit au bout de quelque temps et il faut recourir aux moyens véritablement chirurgicaux, qui seuls donnent des succès certains.

Opposés aux moyens que nous venons de décrire, les moyens chirurgicaux ont une supériorité marquée. Leur action est beaucoup plus sûre, elle est plus rapide, elle n'offre aucun danger.

L'ablation de la tumeur formée par le prolapsus a été effectuée suivant l'époque et suivant le tempérament du chirurgien par trois méthodes différentes : 1° la ligature ; 2° le thermo-cautère ou le galvano-cautère ; 3° excision à l'aide d'un instrument tranchant.

La ligature compte de nombreux succès ; les observations de Boyer, Seguin, Guersant, de Morand et Richard plus récemment, en font foi. Cependant cette méthode est à peu près complètement délaissée par les modernes.

En effet, si elle fut, avant l'ère antiseptique, la méthode de choix, permettant d'éviter autant que possible la suppuration, son importance a bien diminué depuis que nous savons assurer l'asepsie de la région et pouvons, grâce aux agents fournis par la thérapeutique, enrayer la pullulation des microbes.

L'indication principale de la méthode de la ligature était tirée de cette considération. Aujourd'hui il est au pouvoir du chirurgien d'éviter la suppuration et on doit faire surtout entrer en ligne de compte les résultats fournis par les méthodes en présence. Ces résultats sont tous en faveur de l'exérèse à l'aide de l'instrument tranchant.

On reproche en effet à la ligature de donner des cicatrisations défectueuses. Si, dans certaines régions, une cicatrisation vicieuse présente simplement le défaut de choquer l'esthétique, au méat urinaire au contraire, on doit éviter avec soin tout rétrécissement, de peur de mettre obstacle à l'expulsion de l'urine et amener les complications qui en sont la conséquence. Cette crainte n'est nullement chimérique et s'est réalisée chez la femme.

Le mode opératoire était d'une extrême simplicité. On cherchait au centre de la pseudo-tumeur formée par le prolapsus, la dépression correspondant au méat urinaire. Une sonde rigide, métallique, était introduite et poussée jusque dans la vessie. Dans un second temps, on passait un fil autour de la muqueuse herniée, on serrait fortement de façon à arrêter la circulation. Peu de jours après, les parties mortifiées tombaient d'elles-mêmes.

La seconde méthode consiste dans l'emploi du thermocautère ou de l'anse galvanique. Il est évident qu'il vaut mieux employer, lorsqu'on le peut, le dernier instrument, qui permet plus de précision. Mais malgré tous les perfectionnements, la méthode n'échappe pas à la critique que nous avons faite de la précédente. Ici aussi, il est difficile de contenir dans les justes limites l'acte opératoire. La chaleur rayonnante émanant de l'instrument, peut atteindre la vitalité de tissus, qui devraient être épargnés et amener comme conséquence le rétrécissement du canal. L'emploi de cette méthode est encore fort courant : on en trouvera la preuve dans les observations que nous publions. Le principal avantage de la méthode serait de mettre l'opération à l'abri de toute hémorrhagie. Ce n'est pas une objection capable de faire rejeter l'emploi du bistouri, car l'hémorrhagie ne saurait être bien dangereuse et il est toujours possible d'y remédier. Rappelons que la compression donne d'excellents résultats ; un tamponnement de la partie antérieure du vagin arrêtera d'une façon infaillible toute hémorrhagie en comprimant le canal contre la symphyse.

Depuis que les chirurgiens ont pu se mettre à l'abri de la suppuration, autrefois leur plus redoutable ennemie, le bistouri tend à supplanter tous les autres modes d'exérèse et dans le cas particulier, qui nous occupe, il constitue la méthode de choix pour la plupart des observateurs, parmi lesquels nous citerons : Kleinwachter, Monod, Broca, Pourtier, Blanc, Puech, etc.

Les avantages que présente la méthode sont : 1° sa rapidité et son efficacité, si on la compare aux moyens médicaux ; 2° sa précision ; le chirurgien ne dépasse pas les limites qu'il s'est fixées ; 3° son innocuité ; l'opérateur est maître de la suppuration grâce à l'asepsie et à l'antisepsie, d'autre part les hémorrhagies ne sont pas à redouter ; 4° l'excellence de ses résultats, car avec cette méthode seule, on obtient ces cicatrices linéaires, rendant au canal son aspect normal et n'apportant aucune gêne à la miction.

L'excision au bistouri demande l'emploi de certaines précautions, si on veut en obtenir les meilleurs effets. Ainsi l'opérateur devra se garder de tirer fortement sur la tumeur à l'aide de pinces, ce mode d'agir expose en effet à réséquer une plus grande quantité de muqueuse qu'il n'est nécessaire. D'autre part, si les tractions étaient trop énergiques, il pourrait se produire un trombus, ainsi que cela arriva deux fois à Emmet.

Il faut également avoir soin de maintenir après section, le bout supérieur, car celui-ci présente une tendance marquée à remonter du côté de la vessie grâce à la laxité du tissu conjonctif, qui nous l'avons vu, unit la muqueuse à la musculeuse.

Tels sont les principes et les avantages de la méthode en général. Mais chaque auteur l'a appliquée suivant son tempérament habituel et suivant la diversité des cas. Passons donc en revue les divers procédés décrits.

Procédé de Kleinwachter. — Dans l'observation qui fait la base de son travail, cet auteur se trouva en présence d'une forme tout-à-fait exceptionnelle ; il s'agissait d'un prolapsus partiel à pédicule intra-caniculaire. Kleinwachter procéda de la façon suivante: section de l'urèthre le long de son côté droit sur une longueur de 2 centimètres 1/2 ; sur le côté gauche du méat, à 1 centimètre en arrière de lui, il tombe sur le pédicule allongé du prolapsus, tire sur la muqueuse, la coupe au ras de la paroi et réunit les deux lèvres muqueuses et la plaie extérieure. Il place dans l'urèthre une sonde à demeure qu'il enlève au troisième jour.

Le procédé serait applicable dans un cas analogue, mais l'observation en est encore unique dans la science.

Procédé de Pourtier. — Dans sa thèse cet auteur recommande le procédé suivant : Une sonde est introduite dans la vessie par l'orifice médian ; sur cette sonde, on pratique une incision circonscrivant la tumeur à l'union de la muqueuse péri-uréthrale du vagin et de la muqueuse de l'urèthre. Des pinces sont placées, comme repère, sur la muqueuse du vagin. On pratique ensuite une seconde incision sur la muqueuse exstrophiée à son union avec la muqueuse saine du canal de l'urèthre. Sur cette muqueuse du canal, et pour empêcher son ascension vers le col de la vessie, on place de nouvelles pinces. La partie de la muqueuse située entre ces deux incisions circulaires, est extirpée. La muqueuse de la vulve est alors suturée à la muqueuse de l'urèthre et une sonde est laissée à demeure pendant trois jours.

On reproche avec raison à ce procédé de nécessiter l'emploi de pinces, qui, par leur volume, gênent considérablement le chirurgien dans un champ opératoire si restreint. Le procédé de M. Broca permet d'éviter aussi bien les deux écueils de l'opération, signalés plus haut, tout en simplifiant le mode opératoire.

Procédé de Broca. — Dans le cas qui fit le sujet d'une leçon clinique à l'hôpital Trousseau, voici la conduite qu'adopta ce chirurgien : Après avoir vérifié avec une sonde le siège de l'urèthre, il fendit sur la ligne médiane supérieure la tumeur dans toute son étendue, et, avant d'aller plus loin, il plaça un fil de soie fine à l'angle de l'incision ; puis il opéra de la même façon en arrière ; d'un coup de bistouri les deux moitiés de la masse morbide sont enlevées ; il fut alors facile de suturer exactement à la soie les lèvres de la muqueuse.

Procédé de M. Puech. — Voici comment notre maître décrit lui-même dans le *Montpellier-Médical* (1) les temps principaux de son procédé. 1° transfixion de la tumeur au ras de son point d'implantation par deux fils dirigés suivant les deux axes de la tumeur et se croisant perpendiculairement au centre du canal de l'urèthre : 2° excision au bistouri ou aux ciseaux de la tumeur un peu en avant des fils ; 3° formation de deux anses en attirant hors de l'urèthre la portion des fils qui le traversent ; 4° section en son milieu de chacune des deux anses donnant ainsi quatre fils, qui se trouvent placés aux quatre

---

(1) *Nouveau Montpellier-Médical* n° 48, 1898. Prolapsus de l'urèthre chez une petite fille, par M. le professeur-agrégé Puech et M. Puig-Amelter, interne.

points cardinaux de l'orifice uréthral et qu'il suffit de lier pour obtenir l'affrontement des bords de la muqueuse.

Dans l'observation que nous publions de Savanevsky, nous retrouvons l'exposé d'un procédé analogue. Il n'est pas du tout étonnant que plusieurs chirurgiens se soient rencontrés dans une façon d'opérer qui n'offre que des avantages. En effet, la mise des fils n'est point gênée par le sang qui s'écoule de la surface de section, comme dans le procédé de M Broca ; on assure d'autre part la fixation des bouts supérieurs de la muqueuse, tendant toujours à remonter vers la vessie ; enfin guidé par les fils posés à la base même de la tumeur, on n'est point exposé à réséquer plus qu'il ne convient de la muqueuse prolabée.

OBSERVATIONS

OBSERVATION I

par le Dr P. Puech, professeur agrégé à la Faculté de médecine,
et M. Puig-Amelter, interne des Hôpitaux de Montpellier

Eugénie M..., âgée de 6 ans, entre le 31 juillet 1898 dans le service de la clinique chirurgicale des enfants, dirigé par M. le professeur Estor, pour un mal de Pott lombaire, sans complications médullaires, ni suppuration. Un corset de Sayre a été déjà appliqué.

Accidents héréditaires. — Le père est mort de tuberculose pulmonaire, la mère, affectée d'une luxation congénitale de la hanche, jouit d'une bonne santé. De deux frères, l'un est mort à l'âge d'un mois, l'autre est bien portant.

Antécédents personnels. — Rougeole à l'âge de 4 ans. Dans la première enfance, la malade a présenté un prolapsus de la muqueuse rectale, aujourd'hui complètement disparu. Il y a deux ans environ, elle a été soignée pendant longtemps à la clinique médicale des enfants pour une uréthro-vulvite avec écoulement fétide et abondant.

Maladie actuelle. — L'enfant, pâle et maigre, est d'apparence chétive. Depuis un mois, elle se plaint de douleurs à la vulve, et tache de sang sa chemise. Elle n'accuse pas de troubles de la miction.

Le 25 août, l'enfant est soumise à l'examen de M. le professeur-agrégé Puech, qui remplace M. Estor. En plaçant la petite malade dans la position de la taille périnéale, on aperçoit aussitôt, faisant saillie au-devant des petites lèvres et cachant l'orifice vaginal, une tumeur de forme ovalaire, dont le grand axe correspond à celui de la vulve, et, dont le volume atteint celui d'une demi-noix. De couleur rouge foncé, la tumeur présente en son milieu un orifice très dilaté, au pourtour duquel la coloration est violacée, en certains points même noirâtre. Elle apparait largement pédiculée au-dessous du clitoris ; dans le sillon qui la sépare de ce dernier organe, se voient trois petits orifices diverticulaires dans lesquels un fin stylet introduit, est vite arrêté.

En soulevant la tumeur en haut, vers le clitoris, on met a nu l'orifice vaginal bordé d'un hymen en croissant: un cathéter utérin pénétrant par cet orifice s'enfonce à 5 c. 1/2. La tumeur, dont la consistance est un peu plus molle que celle du lobule du nez, est irréductible.

On termine l'exploration par l'introduction d'une petite sonde de femme dans l'orifice dilaté, qui occupe le centre de la muqueuse, ce qui amène aussitôt l'écoulement d'une certaine quantité d'urine.

Le diagnostic de prolapsus de la muqueuse uréthrale s'imposait. En raison du volume de la tumeur et de son irréductibilité, M. Puech se décide, d'emblée, pour l'excision, qui est pratiquée trois jours plus tard, pendant lesquels on a fait des lavages fréquents de la vulve et maintenu en permanence sur la tumeur des compresses trempées dans une solution antiseptique.

Après anesthésie à l'éther et asepsie soigneuse de la région génito-urinaire, la malade ayant été mise dans la position de la taille périnéale, l'opération fut exécutée le

29 août suivant le mode opératoire indiqué au chapitre du Traitement, page 40.

Une sonde à demeure fut mise dans l'urèthre. Dans la journée, l'urine qui s'échappe de la sonde est légèrement teintée de sang.

30. — L'urine sort claire. Pas de température. L'enfant ne se plaint que lorsqu'on touche à la sonde.

Le 1er septembre. — On supprime la sonde. La miction s'opère facilement et sans douleur. L'urine est claire.

3. — Les fils sont enlevés. Un petit point, ou la réunion par première intention a manqué, est touché au nitrate d'argent.

8. — La guérison était complète. Quand à la fin du mois, la fillette a quitté le service, vulve et méat urinaire avaient leur aspect normal.

OBSERVATION II

(Inédite)

Recueillie par M. Pascal, interne des Hôpitaux d'Avignon

M. R..., âgée de 19 ans. Prostituée. Dans ses antécédents personnels, on ne trouve aucune maladie des voies respiratoires; pas de traces de traumatismes dans la région génitale. Jouit d'une bonne santé habituelle et présente au moment de l'examen toutes les apparences d'une constitution vigoureuse. Avoue avoir eu une infection blennorrhagique vers l'âge de 15 ans. N'a pas eu de grossesse.

Actuellement l'examen montre qu'il n'y a pas de prolapsus des parois du vagin, ni de la vessie, ni du rectum. On observe simplement un léger ectropion de la muqueuse utérine et un peu de métrite chronique.

Au dire de la malade, il y a trois ans, on se serait aperçu lors des visites sanitaires obligatoires, de la présence au méat d'une tumeur anormale. Celle-ci, il y a un mois encore, se présentait sous la forme d'une cerise de petit volume, d'un rouge vif, à surface lisse et unie, présentant exactement à son centre une ombilication très marquée et qui correspondait au méat urinaire, ainsi qu'on put s'en assurer par l'exploration avec une sonde. La pression le long du canal de l'urèthre n'amenait l'issue d'aucun liquide purulent. Les glandes accessoires du vagin étaient également saines.

La malade n'accusait aucun symptôme subjectif: pas de douleurs à la miction, pas de démangeaisons, pas d'hémorrhagies en dehors des règles, qui ont toujours été normales.

En raison de cette indolence et de l'absence de troubles fonctionnels, la malade s'est toujours refusée à entrer à l'hôpital. Pendant un mois on fit des badigeonnages à la teinture d'iode. Ces applications faites seulement une fois par semaine, le vendredi, à la visite sanitaire, restèrent sans aucun résultat appréciable. Une solution de nitrate d'argent fut substituée à la teinture d'iode : trois applications ont réduit sensiblement la tumeur, sans amener la rétrocession complète. Actuellement la tumeur est moitié moins grande que lors du premier examen, mais sa couleur est plus foncée.

A aucun moment de son évolution, ce prolapsus n'a présenté de poussée inflammatoire.

OBSERVATION III

(Hollander)

Chez une enfant de 11 ans, dont la santé était d'ailleurs bonne, était apparue dans les dernières semaines, une tumeur émergeant de la fente vulvaire. Cette tumeur obligeait l'enfant à marcher les jambes écartées, et à porter constamment son attention du côté de ses organes génitaux. L'examen attentif de cette tumeur, grosse et rouge comme une cerise, montra qu'il s'agissait de l'urèthre fortement prolabé et ektropioné. On n'a pu déterminer aucun élément étiologique, les polypes de l'urèthre et les calculs vésicaux notamment faisaient défaut, l'enfant ne présentait qu'une faiblesse du revêtement cutané, en sorte que la vulve et l'anus étaient largement entrouverts dans la position sur les genoux et les coudes. On ne trouvait pas les traces de traumatisme, ni d'inflammation (masturbation). On fit avec le Paquelin, sur une sonde en verre, plusieurs traits dans toute l'épaisseur de la paroi uréthrale prolabée, et dans une direction radiaire. La guérison se fit par une cicatrisation consécutive,

Ztschr. f. Geb. u. Gynak, Stuttg, 1896, XXXIV, 129.

OBSERVATION IV

(Koucheff, N.)

Le 8 septembre 1895, à l'hôpital du Zemstvo Pierre, est entrée une fille d'origine mordvine(1).

La cause de son entrée à l'hôpital fut une miction difficile et douloureuse, et un gonflement assez notable des parties génitales. Le gonflement, d'après les dires des parents, parut subitement, il y a une dizaine de jours ; auparavant la fillette se portait bien et n'avait aucun trouble de la miction.

La malade est âgée de 12 ans, maigre et anémique ; pas de syphilis ; pas de scrofulose ; température normale, pas de toux. A la région de l'orifice uréthral, en arrière du clitoris, on constate une tuméfaction arrondie de la grosseur d'une pomme de Chine, un peu rétrécie à sa base. Cette tumeur fait saillie entre les grandes lévres, sur la ligne médiane ; derrière elle se trouvent l'hymen et l'anus. La tumeur est molle, rougeàtre ; sa surface, légèrement mam-

(1) Mordva, peuplade habitant l'Est de la Russie d'Europe.

melonnée est couverte, en haut, d'un enduit de couleur gris sale. Presque au centre de la tumeur, on voit une excavation à contours irréguliers qui mène, comme l'a montré l'exploration avec le cathéter, dans la vessie. L'urine éliminée est transparente. On n'a pas trouvé de calcul dans la vessie. Au toucher et à la pression, la muqueuse saigne légèrement.

Comme la muqueuse uréthrale prolabée était couverte d'un enduit, je n'ai pas essayé de la refouler. Pour la même cause, je n'ai pas cru devoir recourir à une intervention chirurgicale. Tout mon traitement se bornait à faire des lavages avec une solution d'acide borique à 2 pour 100 et à badigeonner avec une solution glycerinée d'acide pyrogallique. Sous l'influence de ce traitement, l'enduit disparait bientôt, la tumeur a graduellement diminué de volume, et au moment où la malade quittait l'hôpital, il ne subsistait qu'un très petit prolapsus. Les troubles de la miction disparurent aussi. La malade est sortie de l'hôpital guérie.

OBSERVATION V

(Bagot)

Il s'agit d'une femme, qui est âgée actuellement de cinquante ans. Elle n'a jamais eu d'enfant et n'est plus réglée depuis l'âge de quarante cinq ans, c'est-à-dire depuis cinq ans.

Elle vint s'adresser à moi et se plaignit d'être souffrante, depuis plus de six mois, d'hémorragies intermittentes des organes génitaux. Le sang, en plusieurs occasions, a été très abondant : la patiente assure même qu'une fois le sang qu'elle a perdu, était de plus d'une pinte, c'est-à-dire environ 57 centilitres. Pendant les intervalles d'hémorragies, elle remarquait qu'elle avait une espèce de perte aqueuse, laquelle, depuis quelque temps surtout, devenait d'une odeur de plus en plus désagréable. Le besoin d'uriner devenait, lui aussi, de plus en plus fréquent et lui causait une sensation très vive de brûlure, dans le voisinage du méat externe, pendant et après la miction. Depuis environ deux ans, elle s'était bien aperçu, qu'une légère tumeur occupait l'orifice de la vulve, mais comme cette tumeur n'avait donné lieu à aucun inconvénient sérieux, elle n'avait pas cru jusqu'ici, qu'il était nécessaire d'aller consulter un médecin. Cependant, tout dernièrement, la tumeur s'accrût en dimension et les souffrances qu'elle en éprouva devinrent si accentuées qu'elle fut enfin contrainte d'aviser à se faire soigner.

L'examen révéla chez cette femme une tumeur qui avait, à peu de chose près, le volume d'une grosse noix d'Angleterre. Elle était de couleur pourpre livide; elle faisait saillie entre les grandes lèvres et remplissait l'orifice de la vulve. Vers le centre de la tumeur et à l'endroit où la saillie de cette tumeur de la vulve était le plus accentuée, se trouvait situé l'orifice externe de l'urèthre. Celui-ci était extrêmement dilaté, de sorte qu'il laissait pénétrer le petit doigt de la longueur d'environ un demi-pouce. Sur la face postérieure de la vulve, à une petite distance au-dessous de l'ouverture de l'urèthre, se trouvait une petite surface gangréneuse ayant à peu près, la dimension d'un dizième de dollar. La tumeur fut enlevée de la façon suivante : une incision circulaire fut faite à travers la membrane muqueuse autour du pédicule de la tumeur. Il fut alors reconnu, qu'il était nécessaire d'enlever également une portion de la membrane muqueuse de l'urèthre, qui se trouvait elle aussi atteinte. Une autre incision, se trouvant dans un rapport direct avec la première incision et intéressant seulement la membrane muqueuse, fut faite le long de la paroi antérieure du vagin, dans l'axe longitudinal de l'urèthre ; cette incision avait un demi pouce de long. L'urèthre fut alors disséqué comme dans l'opération de Guersuny pour l'incontinence, presque au col de la vessie. La tumeur fut enlevée avec environ un tiers de l'urèthre lui-même et la surface coupée de la membrane muqueuse de l'urèthre fut abaissée et fixée extérieurement

au moyen de points de suture, faits avec du fil de soie très
fin. On compléta cette opération en fermant l'incision longitudinale dans la paroi antérieure du vagin, au moyen de
plusieurs sutures de la même manière. Un cathéter, en
gomme élastique molle, fut alors fixé et put rester pendant
les deux premiers jours qui suivirent l'opération. Les
sutures furent enlevées vers le septième jour, quand la
réunion complète fut obtenue, et, la malade quitta l'hôpital
deux semaines après ; elle n'a jamais eu depuis ce moment
de nouveaux troubles.

L'examen microscopique de la tumeur, démontra qu'on
se trouvait en présence d'un angiome. Sa surface libre était
couverte d'un épithélium dont la structure était semblable à
celle qu'on trouve normalement à cet endroit. Des glandes
provenant de cet épithélium et qui étaient quelque peu dila-
tées et hypertrophiées, descendaient dans les tissus sous-
jacents. Au-dessous de la couche épithéliale, couvrant et
entourant les glandes, se trouvait une infiltration considérable de cellules rondes, ayant un caractère inflammatoire.

OBSERVATION VI

(Savanevsky, V.)

Le 30 octobre 1896, fut admise à l'hôpital Ste-Olga, une
fillette âgée de 6 ans, ayant entre les grandes lèvres une
tumeur, faisant saillie en dehors. Le père de la malade est
mort, il y a quatre ans, à la suite d'une affection chronique
de la gorge ; la mère est d'une constitution faible, se plaint
d'une douleur siégeant sur les côtés et de la toux ; la malade
a un frère aîné plus âgé qu'elle d'une année et se portant
très bien. La malade, dès les premiers temps de son existence, eut à supporter une pneumonie, et, à l'âge de 2 ans, la
rougeole. Elle est d'une constitution assez forte, bien nour-
rie, pèse 18.000 grammes ; on n'a pas constaté d'anomalies

du côté des organes internes. A l'inspection des organes génitaux, nous constatons une petite tumeur, de couleur rouge, faisant saillie dans la fente, séparant les grandes lèvres. Quand on écarte les deux lèvres, la tumeur se présente sous la forme de deux crêtes parallèles, de couleur rouge à reflet bleuàtre. La crête gauche est un peu plus grande que la droite. Le diamètre longitudinal de toute la tumeur mesure 1 centimètre. Elle n'est pas plus grande qu'une fève ordinaire. En soulevant le bout inférieur de la tumeur, nous voyons l'hymen d'un rose pâle, ainsi que toutes les autres muqueuses accessibles à la vue. Entre les crêtes, il existe une petite fente à bords inégaux ; le cathéter introduit dans cette fente arrive directement et sans difficulté aucune, jusque dans la cavité de la vessie, d'où s'écoule une urine claire. La quantité d'urine pour vingt-quatre heures oscille entre 700 et 900 centimètres cubes. La malade urine facilement, sans douleur, trois ou quatre fois par jour. L'urine est normale. Seulement sous le microscope, on trouve quelques globules blancs sanguins ; pas d'excrétion du vagin.

La maladie débuta, un mois et demi avant l'entrée de la fillette à l'hôpital. Ce début fut brusque : sans aucune cause visible, une hémorrhagie assez forte s'est produite dans les organes génitaux. Cette hémorragie dura cinq jours ; puis disparut et ne se répéta plus ; la mère remarqua chez sa fille une tumeur rouge, s'effraya et amena sa fille à l'hôpital.

Le 11 novembre, on pratiqua l'opération sous chloroforme. A travers toute l'épaisseur des crêtes, on fit passer quatre ligatures à fil de soie ; toute la partie, qui se trouvait au-dessus de ces ligatures, fut réséquée avec des ciseaux : hémorragie peu considérable ; les fils sont noués ; la petite plaie fut saupoudrée d'iodoforme et on plaça dans la fente, entre les grandes lèvres, un tampon de gaze iodoformée. La période post-opératoire s'écoula sans fièvre ; la malade urinait toute seule et ne se plaignait pas de douleur au moment

de la miction. Vers le cinquième jour, les fils tombèrent
d'eux-mêmes, la petite plaie fut cautérisée avec le nitrate
d'argent. Le huitième jour, après l'opération, on permit à la
malade de se lever du lit. Le résultat de l'opération est tout
à fait satisfaisant. La fillette a augmenté en poids de 900 gr.

OBSERVATION VII

(Scholtz)

Marguerite L., âgée de 35 ans, non mariée, admise à l'hô-
le 18 Avril 1890. Elle avait eu, étant enfant, des pertes de
sang très fréquentes par les organes génitaux, pertes de
sang, qui auraient disparu par suite d'un remède de bonne
femme, consistant en un régime d'aliments aigres. — A
28 ans, au moment où elle était atteinte d'une fièvre ty-
phoïde, elle présenta pendant sept semaines, des hémorragies provenant des organes génitaux, et, depuis ce temps,
se plaint de douleurs en urinant, douleurs qui disparais-
sent quelquefois, mais reviennent toujours. Elle aurait
remarqué comme cause de son mal, une « plaie » au niveau
de son urèthre, elle aurait été cautérisée à cet endroit par
le médecin, il y a trois ans. Mais les douleurs pendant les
mictions et les hémorrhagies fréquentes auraient réapparu
peu de temps après.

À l'examen, on trouve un prolapsus de la muqueuse uréthrale formant une tumeur d'un rouge sombre. Ce prolapsus
fut deux fois cautérisé avec le Paquelin. La malade quitta
l'hôpital le 10 Mai 1890. avant que la guérison ne fut complète.

Mitt. a. d. *Hambourg staatskrankenants* 1897 p. 173-179.

OBSERVATION VIII

(Scholtz)

Olga R..., âgée de 38 ans, admise le 5 Octobre 1893. — A eu un enfant il y a 3 mois, sans accident, puis à la suite, eut une gastrite. A cette époque déjà, elle eût des douleurs au moment des mictions, douleurs qui dans ces derniers temps, avaient augmenté d'intensité.

Il existe un prolapsus de la muqueuse uréthrale du côté droit, gros comme un pois, d'un rouge intense. Ce prolapsus est excisé au ciseau, après dilatation de l'urèthre. Le traitement consiste dans des lavages astringents de la vessie et pansement de l'urèthre avec des mèches de gaze iodoformée. La malade sortit de l'hôpital trois semaines après, complètement guérie.

Mitt. a. d, *Hambourg, staatskrankenants* 1897.

OBSERVATION IX

(Scholtz)

Wilhelmine B., femme d'un tapissier, âgée de 61 ans, qui a eu 6 grossesses normales ; elle prétend s'être toujours très bien portée auparavant, la ménopause existe depuis l'âge de 47 ans.

Au mois d'août 1896, elle ressentit au moment des mictions une « gêne drôle ». Elle n'avait en même temps, qu'une faible sensation de cuisson dans l'urèthre ; l'urine était très louche. Bientôt apparurent des hémorrhagies provenant des organes génitaux, qui la déterminèrent à se présenter à l'hôpital le 31 août 1896. L'examen montre, chez cette malade corpulente et sans autre stigmate morbide, un prolapsus de la paroi postérieure de l'urèthre. La muqueuse proémine de trois centimètres en dehors de l'urèthre et revêt l'aspect d'une tumeur enflammée présentant à son sommet un point de gangrène. Une sonde de Nélaton pénètre facilement, à travers la tumeur, jusque dans la vessie ; il s'écoule une urine un peu louche, mais sans albumine. Le prolapsus est cautérisé au Paquelin et une sonde est mise à demeure, puis enlevée au bout de 5 jours. La guérison est achevée au quatorzième jour : le prolapsus a disparu, la malade n'éprouve aucune gêne en urinant, l'urine est claire.

OBSERVATION X

(Scholtz)

Femme d'environ 38 ans, non mariée, sujette à des troubles nerveux et à une constipation rebelle, datant de plusieurs années. Elle n'allait à la selle qu'au moyen de purgatifs et d'efforts considérables. Quelques semaines avant que le Dr Kümmel ne la vit, elle avait eu à se plaindre de gêne fréquente et de sensations de cuisson, au moment des mictions. Peu à peu apparurent des douleurs localisées au niveau du méat urinaire et la malade avait la sensation de l'existence d'une tumeur au-devant de ce méat. Le médecin qui la soignait, constata par l'examen des parties, qu'il y avait une élevure bleuâtre, grosse presque comme une noix, émergeant de l'urèthre. Un traitement, avec des compresses astringentes et autres de ce genre, n'eût aucun résultat. Les tentatives pour réduire la muqueuse ne furent pas couronnées de succès.

Lorsque le Dr Kümmel vit la malade, la tumeur décrite, présentait des points de gangrène à sa partie inférieure, tandis que la partie antérieure, un peu moins prolabée, était d'un rouge bleuâtre. Les bords normaux du méat urinaire resserraient comme une bague, la muqueuse procidente. L'orifice du méat était d'une recherche facile. Comme en raison de la gangrène de la muqueuse, il ne pouvait être question que de l'extirpation du prolapsus, on laissa naturellement de côté toute autre tentative. L'excision fut faite le 13 Avril 1888 selon la méthode en usage, pour le prolapsus rectal. La muqueuse fut attirée avec la pince, partie par partie, et ainsi enlevée au thermo-cautère. Les jours suivants, on mit une sonde, qu'on pût retirer cinq jours après, l'élimination des escharres s'étant produite. Après l'extirpation, la muqueuse se rétracta à l'intérieur de l'urèthre et reprit sa place normale. La guérison fut relativement rapide, les mictions purent être spontanées, lorsqu'on eût enlevé la sonde à demeure, et elles ne furent plus accompagnées de douleur. Il ne se forme pas de rétrécissement et aucun trouble n'apparut jusqu'à la cicatrisation définitive. La malade, dans la suite, n'eût aucunement à se plaindre de son affection.

OBSERVATION XI

(Scholtz)

Femme P..., âgée de 52 ans, fut mise en observation le 19 Avril 1888, la malade dit avoir eu fréquemment à se plaindre de dysurie depuis plusieurs semaines et elle accuse, depuis quelques jours, une douleur croissante dans la région de l'urèthre. A l'examen, on aperçut une élevure de la muqueuse, de la grosseur d'une noisette, émergeant de l'urèthre, et, en partie gangrenée. La partie postérieure de la muqueuse semblait participer davantage au prolapsus que la partie antérieure; cependant, il s'agissait d'un prolapsus complet, circulaire de l'urèthre. La surface de la tumeur, était en partie gangrenée, en partie tuméfiée; une très faible portion seulement était d'un rouge bleuâtre. Le traitement fut le même que celui des cas précités. Les parties furent enlevées par le D' Kümmel avec le Paquelin. Application d'une sonde à demeure pendant quelques jours. Guérison sans accidents. Les lésions ont complètement disparu. Pas de rétrécissement.

OBSERVATION XII

(Scholtz)

La femme W., âgée de 35 ans se plaint depuis quelques semaines. Les 2/3 environ de la muqueuse uréthrale, appartenant, plus à la paroi antérieure qu'à la paroi postérieure, sont mis à jour sous forme d'une tumeur polypoïde. Le 13 Novembre 1889, après cocaïnisation de la muqueuse avec une solution à 10 %, on fait l'excision des parties prolabées. Suture et réunion. Guérison sans accident.

OBSERVATION XIII

(Scholtz)

La femme B..., âgée de 40 ans, se plaint depuis 4 semaines. Prolapsus de la paroi antérieure. Excision avec le Paquelin après anesthésie locale (solution de cocaïne à 10 %). Guérison sans application de la sonde à demeure.

OBSERVATION XIV

(Scholtz)

Femme S..., âgée de 72 ans. Prolapsus de la muqueuse ulcérée, proéminant de 2 centimètres à l'orifice externe de l'urèthre. Excision cunéiforme le 18 Novembre 1892 et réu-

nion au catgut. La sonde à demeure est enlevée au bout de
3 jours. Ici encore l'opération fut faite à la cocaïne.

OBSERVATION XV

(Scholtz)

Femme B..., âgée de 45 ans. Gêne au moment des mictions depuis plusieurs mois. Sensation d'une partie proémi-
nente. Prolapsus de la paroi postérieure de l'urèthre, de la
grosseur d'une petite cerise. Excision cunéiforme avec emploi de la cocaïne le 15 Mars 1893 ; suture au catgut. Sonde
à demeure pendant 2 jours. Guérison sans accident.

OBSERVATION XVI

(Wohlgemuth H.)

Wally W., une enfant de 5 ans, très pâle, mais bien nour-
rie, fut amenée devant moi par un de mes collègues, qui avait
déjà, à plusieurs reprises, tenté de remettre chez elle la
muqueuse uréthrale prolabée en place. Comme antécédents,
on pouvait retenir que l'enfant, peu de temps auparavant,
avait eu une coqueluche intense, et, avait souffert d'une
constipation de longue durée. C'est tout à fait par hasard
que sa mère remarqua, parce que l'enfant, depuis peu de
temps, avait peur d'uriner et essayait de se retenir le plus
longtemps possible, qu'elle avait une tumeur au niveau des
parties génitales. L'examen révéla l'état suivant : De la fente
vulvaire émergeait une tumeur d'un rouge bleuâtre, qui, après
écartement des grandes lèvres, fut reconnue pour un prolapsus total, gros comme une cerise, de la muqueuse de
l'urèthre. Cette tumeur, qui ressemblait en petit à la portion
vaginale du col de l'utérus, était d'un rouge bleuâtre, légère-

ment ulcérée par endroits isolés, saignait facilement, probablement par suite des tentatives forcées, que l'on avait faites pour remettre la muqueuse en place ; enfin elle était très douloureuse au toucher. La portion droite de la tumeur proéminait un peu plus que la portion gauche, et une fente d'environ 5 millimètres de longueur, situé en avant d'elle, représentait l'orifice externe de l'urèthre. La tumeur, dans son ensemble, ressemblait donc a un museau de tanche, qui se serait déplacé d'un quart de cercle, le long de son axe vers la gauche. La sonde introduite dans la fente évacuait une urine légèrement louche, catarrhale. Je laissai l'enfant au repos pendant quelques jours, et, je lui fis appliquer des compresses à l'eau blanche sur la région malade, jusqu'à ce que les ulcérations superficielles de la muqueuse eussent disparu, puis, après avoir endormi la malade, et, après avoir, autant que possible désinfecté la région, une sonde creuse de fort calibre fut introduite dans l'urèthre ; c'est sur cette sonde que je fis cinq ou six cautérisations radiées avec le thermo-cautère de Paquelin ; ces cautérisations étaient conduites encore sur une certaine longueur de l'urèthre et comprenaient toute l'épaisseur de la muqueuse. Après l'opération, on remit des compresses à l'eau blanche, et la petite malade urina à peu près le soir de l'opération sans aucune gêne. Après environ quatorze jours, le prolapsus avait disparu dans plus de sa moitié. Il persistait un petit prolapsus, pas très rouge, mais comprenant encore toute la circonférence de l'urèthre, à ce moment c'était la partie gauche qui proéminait un peu plus que la droite. Une seconde application du thermo-cautère, faite de la manière décrite plus haut, fit complètement disparaître le prolapsus. Un an après l'opération il n'y avait pas récidive. Le catarrhe léger de la vessie a disparu de lui-même.

OBSERVATION XVII

(Benicke)

Fillette, âgée de 11 ans. L'enfant paraissait pâle, était d'une faible constitution et d'une taille petite, relativement à son âge. Sa mère demandait des explications sur la nature d'écoulements sanguins, qui se faisaient par les organes génitaux. Depuis quelque temps, sans douleurs réelles, étaient apparues, surtout après une longue course, des pertes de sang irrégulières. L'enfant n'accusait jamais de douleurs au moment des mictions, ni d'efforts, jamais d'écoulement muqueux ou purulent du vagin.

L'examen des organes génitaux, révéla l'existence d'une élevure rouge-sombre, située au niveau du méat uréthral, saignant facilement par le contact, molle, atteignant bien la grosseur d'un haricot, émergeant surtout à gauche et en bas du méat ordinaire. Comme on ne pouvait se livrer à un examen plus minutieux à cause de la résistance de l'enfant, j'ordonnai, en attendant des cataplasmes avec une solution de tannin, en dehors des heures de repos de l'enfant. Je croyais tout d'abord qu'il s'agissait d'un néoplasme. Comme la tumeur ne diminuait pas les jours suivants, comme les hémorragies continuaient, j'entrepris le 26 avril un examen sous le chloroforme, avec l'intention d'enlever d'une façon quelconque la tumeur saignante. Je vis alors que celle-ci était constituée par la muqueuse uréthrale prolabée. Au milieu de la tumeur, la sonde pénétrait facilement dans l'urèthre normalement large. La paroi gauche de ce canal était plus prolabée que la paroi droite.

Comme il s'agissait d'un prolapsus relativement petit, je touchai la tumeur avec des cautères fins, j'ordonnai des compresses avec de l'eau blanche, et, j'eus le plaisir, après un temps court, de voir la fillette complètement rétablie. Les deux premiers jours seulement, il y eut une sensation de brûlure au moment des mictions. Il n'y a pas eu de récidive.

OBSERVATION XVIII

Marguerite Sch., 10 ans, bien portante et bien développée pour son âge. Sans qu'elle ait accusé auparavant de gêne au moment des mictions, elle se plaignit d'écoulements sanguins des organes génitaux apparus brusquement le 27 août 1888. Un médecin fut appelé le soir même. Il trouva comme source de cet écoulement, une tumeur rouge au niveau des parties génitales, ordonna des compresses avec de l'eau blanche et m'avertit pour que je voie la malade le 29 août. Entre le clitoris et l'ouverture du vagin, il y avait un bourrelet d'un rouge foncé, de la grosseur d'une petite noix molle, saignant facilement au contact; il n'était pas très douloureux. Il représentait un cylindre creux qui conduisait dans l'urèthre. Celui-ci était considérablement élargi, tellement qu'on pouvait y introduire facilement le petit doigt. Nous nous trouvions donc en présence d'un cas de prolapsus assez prononcé de la muqueuse uréthrale. On ne put trouver de cause à cette dilatation considérable de l'urèthre, la mère, qui surveillait attentivement l'enfant, récusait avec certitude la masturbation.

Le lendemain, je remis facilement en place, sous le chloroforme, la muqueuse prolabée, mais, sous le moindre effort, elle ressortait de nouveau. Avant de me décider à l'enlever, je voulais essayer d'amoindrir le calibre de l'urèthre, espérant qu'alors la muqueuse, remise en place et rétractée, resterait dans la bonne position. Sans réveiller la malade, je fis passer obliquement à peu près à la limite du tiers inférieur de l'ouverture uréthrale un fil de catgut, et je le liai. Le prolapsus était ainsi convenablement maintenu. Les jours suivants, la partie inférieure de l'urèthre fut encore touchée avec une solution à 2 °/₀ de pierre infernale, et la guérison complète eut lieu. Jusqu'aujourd'hui l'état normal s'est maintenu.

OBSERVATION XIX

(Benicke)

Louise M., petite fille de 10 ans, c'était une enfant assez anémique, faible et nerveuse. A la fin d'août 1889, apparurent chez elle des pertes de sang par les organes génitaux, sans troubles spéciaux. Le médecin de la famille trouva comme origine de l'hémorragie, une tumeur grosse environ comme une noisette, rouge, molle, apparaissant à la partie extérieure des organes génitaux; cette tumeur lui fit soupçonner l'existence d'un néoplasme malin. On appliqua pendant assez longtemps des compresses astringentes, et quelquefois des cautérisations très douloureuses de nitrate d'argent. Comme, après six mois, l'état de la tumeur ne s'était pas modifié, on me présenta la petite malade le 5 octobre.

Sous le chloroforme administré à cause de l'extrême sensibilité de la malade, je trouvais sous le clitoris, dans la région de l'ouverture de l'urèthre, un bourrelet rouge, qui se prolongeait en bas jusque dans le vagin. En saisissant ce bourrelet avec une pince à pansement, on pouvait faire sortir son extrémité inférieure, et je vis alors une tumeur polypoïde d'environ 2 centimètres de longueur, rouge, saignant facilement. Un examen plus minutieux montra l'existence dans cette tumeur d'un canal présentant une ouverture à son extrémité inférieure, ouverture par laquelle on pouvait faire pénétrer la sonde dans l'urèthre, qui là, était élargie. Dans ce cas, il ne s'agissait pas non plus d'un néoplasme, mais d'un prolapsus assez étendu de la muqueuse uréthrale.

Les tentatives de réduction ne donnèrent aucun résultat. Comme le but principal consistait à épargner de nouvelles hémorragies à cette enfant déjà bien tombée, je décidai l'extirpation de la muqueuse prolabée. Je l'incisai avec le bistouri circulairement au niveau de l'ouverture uréthrale initiale, et je réunis la muqueuse qui restait avec les tissus avoisinant le méat par six points de suture au catgut fin, l'hémorragie cessa, je projetai de la poudre d'iodoforme sur la plaie et je pansai avec de la ouate au sublimé.

Le premier et le second jour qui suivirent l'opération, on dut évacuer l'urine avec la sonde. Le soir du troisième jour, la malade urina spontanément sans douleur, l'urine fut légèrement teinté de rouge jusqu'au quatrième jour; cependant l'état général fut absolument satisfaisant. La guérison se fit normalement, le prolapsus ne se reproduit plus.

OBSERVATION XX

(Résumée)

Brinon. Thèse, Paris 1888 p. 41

Augustine-Léonie P., âgée de 9 ans. — Antécédents personnels : rougeole, coqueluche, abcès ganglionnaires suppurés, chute à califourchon sur barrière en planches, il y a un an. Début brusque : vives douleurs abdominales et vomissements. Elle perdait ses urines ; hémorrhagies assez abondantes pour obliger la mère à changer plusieurs fois de linge.

A l'examen, on trouve une tumeur du volume d'un œuf de pigeon écartant les grandes lèvres, limitée en haut par les petites lèvres et arrivant en bas au contact de la fourchette périnéale.

La tumeur est arrondie, convexe; elle présente à son tiers moyen une dépression verticale, linéaire, qui répond au méat de l'urèthre. La surface de la tumeur est légèrement mammelonnée, elle est d'un rouge vif, luisante, saignante au moindre contact, pas très douloureuse.

Dans sa demi-circonférence postérieure, elle est libre et de ce côté là la sonde cannelée peut la contourner, et en soulevant un peu la tumeur, on aperçoit l'entrée du vagin. Latéralement, la tumeur est séparée des petites lèvres et en avant du clitoris, par un sillon sur lequel le stylet est arrêté.

La tumeur s'avance d'un demi-centimètre environ en avant du plan des grandes lèvres

Son aspect et sa forme rappellent l'aspect d'un prolapsus de la muqueuse rectale étranglée au sphincter.

Au toucher la tumeur est molle et élastique, on ne la diminue pas en la comprimant.

Un peu de douleur à la marche. Mictions douloureuses et beaucoup plus fréquentes que normalement. La tumeur saigne au moindre contact et même tout-à-fait spontanément.

Opération. — Guérison.

OBSERVATION XXI

Brinon. Thèse, Paris 1888 p. 39

Jeanne L..., âgée de 20 mois. Quatre mois auparavant jouant avec ses frères, il lui entra une paille de chaise dans la vulve. La mère avait retiré elle-même ce corps étranger qui donna lieu à une légère hémorrhagie.

A l'examen, on voit une longue collerette muqueuse pendante comme un lambeau de rideau devant l'orifice de l'urèthre. On peut très facilement étaler ce lambeau, il a un **centimètre** de long.

Il se développe en largeur et ferme l'orifice uréthral dans lequel on ne peut pénétrer

La mère dit que l'enfant urine très bien.

Les deux observations qui précèdent nous semblent se rattacher plutôt au prolapsus de la muqueuse uréthrale qu'à l'uréthrocèle dont le diagnostic fut porté dans les deux cas.

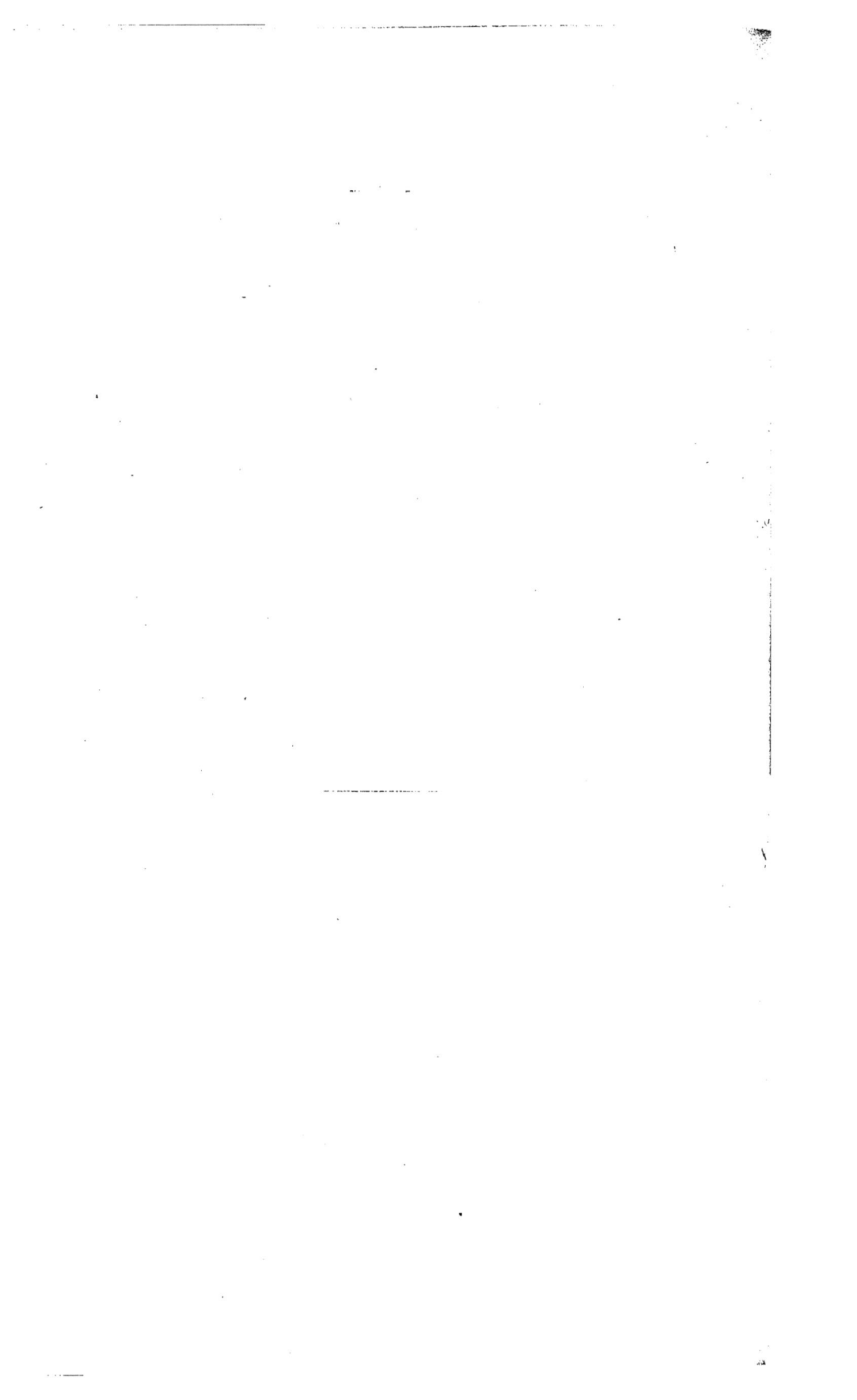

CONCLUSIONS

1º Le prolapsus de la muqueuse uréthrale chez la femme, considéré jusqu'à ce jour comme une curiosité pathologique, doit prendre, dans les classiques, la place que lui assignent parmi les affections d'une observation peu courante, le nombre assez considérable (125 à 130) de cas publiés, et l'intérêt qui s'attache à un diagnostic exact, soit en vue du traitement rationnel d'une affection qui constitue souvent une sérieuse infirmité ; soit en vue d'éviter des poursuites injustifiées pour viol.

2º L'Etiologie est assez obscure. L'influence de l'âge, de l'effort et des inflammations locales semble démontrée par la grande majorité des observations. Cependant des cas assez nombreux reconnaissent des causes moins fréquentes et spéciales ; dans les antécédents de quelques prolapsus, on n'a pu retrouver aucun élément étiologique plausible.

3º Son pronostic est bénin en lui-même, mais il faut tenir compte des complications possibles qui peuvent porter obstacle au coït, à la miction, à la marche, etc.

4º Le diagnostic se fait par l'examen physique. Il est basé sur l'aspect de la tumeur, sa situation exacte au méat ; son mode d'implantation et enfin, signe pathognomonique : la situation du méat au centre de la tumeur.

5° Son traitement est médical ou chirurgical : Médical, il s'applique aux prolapsus encore réductibles, d'origine récente, aux prolapsus de force ; Chirurgical, il s'adresse à tous les prolapsus volumineux c'est le seul traitement donnant en peu de temps des résultats durables. L'ablation a été pratiquée successivement par la ligature, le thermo-cautère ou l'anse galvanique et le bistouri. Ce dernier mode constitue la méthode de choix. Les divers procédés proposés ont une égale valeur au point de vue des résultats. Parmi eux, le procédé mis en œuvre par M. le professeur-agrégé Puech se recommande par sa simplicité, sa commodité et son élégance.

INDEX BIBLIOGRAPHIQUE

MORGAGNI. — De sedibus et causis morborum. Epist. 42, 1751. — Tome III, epist. 50, p. 48, ann. 1779. — Tome III, epist. 56, p. 199 et 200.

CLARKE. — Diseases of females. Tome I, p. 264, 1814.

SEGUIN. — Bibliothèque médicale, 1830,

BOYER. — Traité des maladies chirurgicales, 1831.

NICOD. — Traité des polypes et autres carnosités de l'Urèthre, 1835

BURNS (John). — 9me Edition du traité d'accouchement, traduit en français en 1839.

GUERSANT — Gazette des Hôpitaux, 1841.

TAVIGNOT. — Examinateur médical, 1842.

HENRY. — Thèse de Paris, 1858.

GUERSANT. — Bulletin de thérapeutique, 1866.

RIZZOLI. — Mémoire de 1873.

DUPIN. — Végétations hémorrhoïdales de l'urèthre chez la femme. Thèse de Paris, 1873.

MENETREZ. — Thèse de Paris, 1874.

ROSER. — Traité de pathologie chirurgicale.

CHURCHILL FLEWOOD. — Traité des maladies des femmes.

SCANZONI. — Maladies des organes sexuels de la femme.

CHOPART. — Traité des maladies des voies urinaires.

BARNES. — Traité des maladies des femmes, 1876.

DUPLAY. — Uréthrocèle. Arch. gén. de méd., 1880.

PIEDPREMIER. — Thèse de Paris, 1887.

VILLAR. — Prolapsus de la muqueuse uréthrale chez la femme. *France médicale, 1888*, also. *Bulletin soc. clinique de Paris, 144-159.*

MORAND et RICHARD. — *France médicale, 1888.* Prolapsus. de la muqueuse uréthrale chez une petite fille. Opération.

MARTIN. — Urethral caruncle. *Birmingham Medical Revue, 1891.*

FRANK J.— A new. opération : circular excision of the female urethra. Chicago. *Med. Record, 1891*, p. 236.

SODERMARK. —- Tre fall of prolapsus urethrœ feminalis. Hygiea Stocklolm, 1889, p. 306.

VAN HESS. — Prolapse of the female urethral mucous membrane with a simplified method for its repair. *Omaha clinic,* 1893-94, VI, p. 211-213.

BAGOT. — Complete or annular prolapse of the urethra mucous membrane. *Dublin Medical Journal 1891,* p. 204.

KLEINWACHTER. — Der prolaps der weiblichen Urethra (Zeitschrift für Gehurtshülfe und Gynakologie, 1891, p. 40).

SIMPSON. — Prolapse of the female urethra. *Edimbourg Medical Journal. 1893*, p. 309.

HERMANN. — A case of inversion or prolapse of the urethra mucous membrane. *British Medical Journal London, 1889.*

BLANC.— Prolapsus de la muqueuse uréthrale chez la femme et en particulier chez la petite fille. *Annales des maladies des organes génito urinaires, 1895*, p. 523-537.

BROCA. — Prolapsus de l'urèthre chez les petites filles. *Annales de Gynécologie et obstétrique.* Paris 1896, XLV 212-218.

HOLLANDER. — Prolabirte und ektropionirte urethra bei einem 11 jahringenkinde. Ztschr. f. Gehurtsh. u. Gynah. Stuttg, 1896. xxxiv, 129.

KUSHEFF (N. E.). — Prolapse of mucosa of female urethra. *Vrach.* St-Petersbourg, 1896, xvii, 937.

BAGOT. — A note on the pathology of complete or annular prolapse of the urethal mucous membrane in women with the report of a case. *Medical news* N. Y. *1887*, ixx, 740.

SAVANEWSKI. — Prolapse of the mucous membrane of the urethra in girls. *Med. Obozr. Mosk, 1897*, xlvii, 31-39.

SCHOLTZ.— Ueber den prolaps der weiblichen urethra Mitt. a. d. Hamb. Staatskrankenanst, 1897, i. 173-179.

WOHLGEMUTH (H.). — Zur pathologie und therapie der prolapses der weiblichen urethra. *Deutsche. med.* Wehnschr. Leipz. u. Berl. 1897.. xx iii, 717,

BERNICKE. — Prolapsus de la muqueuse uréthrale chez une jeune fille. *Zeit. f. Gehurst*, xix, 2

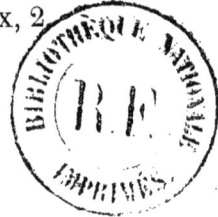

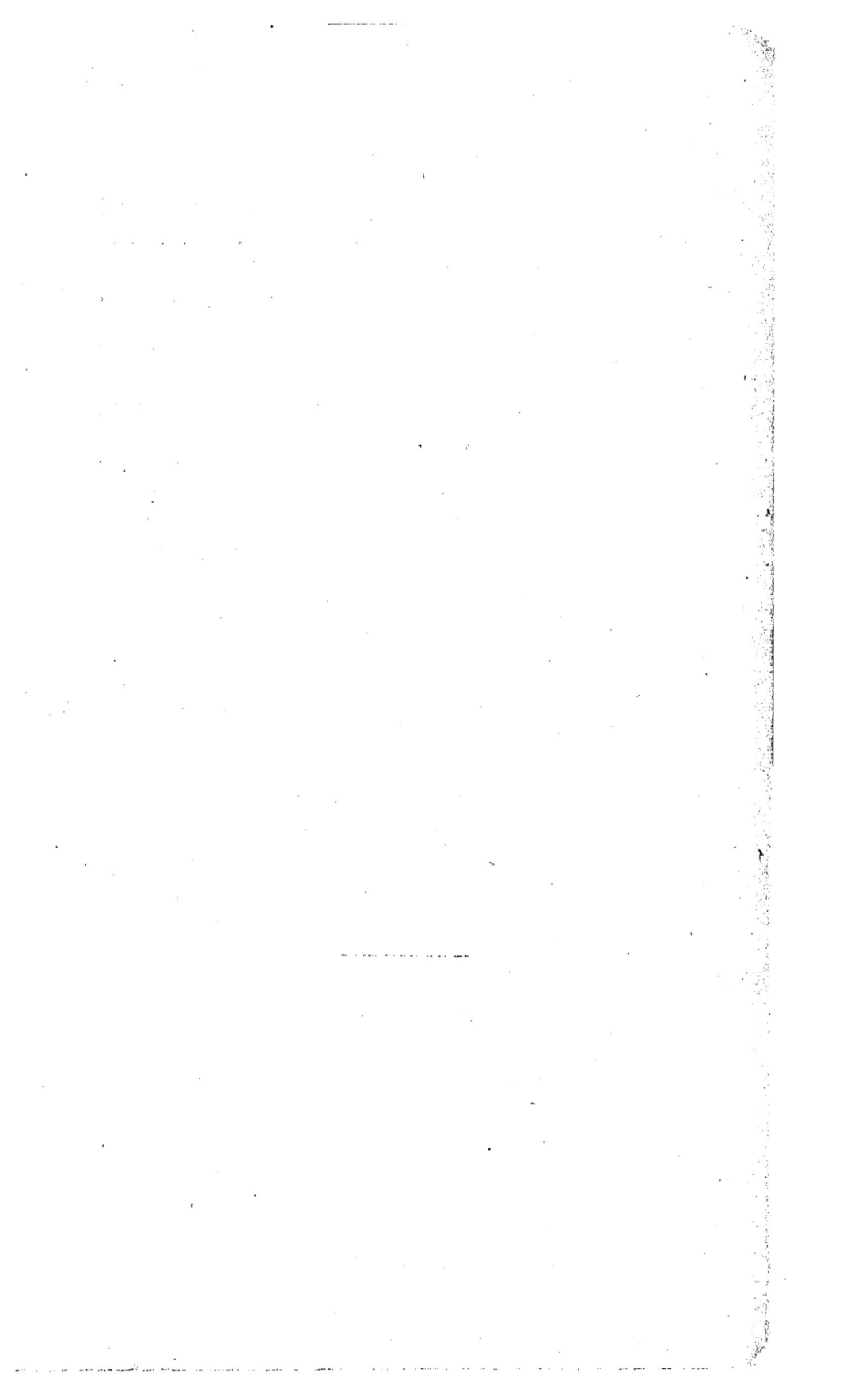

SERMENT

En présence des Maîtres de cette École, de mes chers condisciples et devant l'effigie d'Hippocrate, je promets et je jure, au nom de l'Être suprême, d'être fidèle aux lois de l'honneur et de la probité dans l'exercice de la Médecine. Je donnerai mes soins gratuits à l'indigent, et n'exigerai jamais un salaire au-dessus de mon travail. Admis dans l'intérieur des maisons, mes yeux ne verront pas ce qui s'y passe ; ma langue taira les secrets qui me seront confiés, et mon état ne servira pas à corrompre les mœurs ni à favoriser le crime. Respectueux et reconnaissant envers mes Maîtres, je rendrai à leurs enfants l'instruction que j'ai reçue de leurs pères.

Que les hommes m'accordent leur estime si je suis fidèle à mes promesses ! Que je sois couvert d'opprobre et méprisé de mes confrères si j'y manque !

VU ET PERMIS D'IMPRIMER :

Montpellier, le 22 décembre 1898.

Pour le Recteur,

Le Vice-Président du Conseil de l'Université,

L· VIALLETON.

VU ET APPROUVÉ :

Montpellier, le 22 décembre 1898.

Le Doyen,

L. VIALLETON.

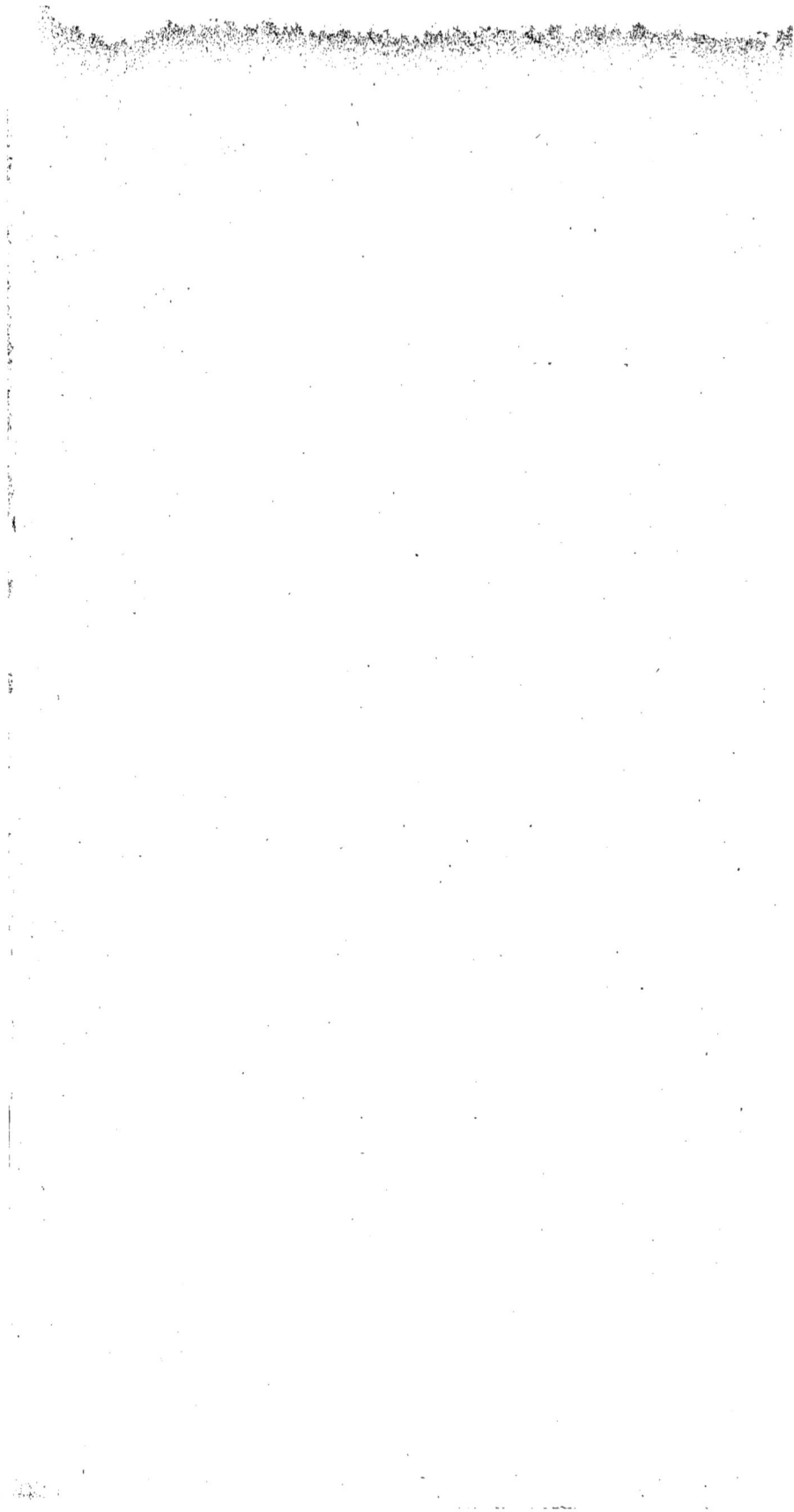

www.ingramcontent.com/pod-product-compliance
Lightning Source LLC
Chambersburg PA
CBHW071257200326
41521CB00009B/1806